DIE GASTROSKOPIE IM RAHMEN DER KLINISCHEN MAGENDIAGNOSTIK

VON

Dr. KURT GUTZEIT

PRIVATDOZENT AN DER UNIVERSITÄT BRESLAU

MIT 46 ABBILDUNGEN

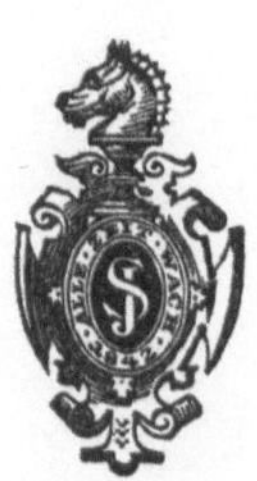

SPRINGER-VERLAG BERLIN HEIDELBERG GMBH 1929

SONDERAUSGABE
DES GLEICHNAMIGEN BEITRAGES
IN „ERGEBNISSE DER INNEREN MEDIZIN
UND KINDERHEILKUNDE" BAND 35.

ISBN 978-3-662-42265-6   ISBN 978-3-662-42534-3 (eBook)
DOI 10.1007/978-3-662-42534-3

Vorwort.

Herr Dr. Gutzeit hat im Laufe der letzten vier Jahre einen großen Teil der in der Jenaer und Breslauer Medizinischen Klinik aufgenommenen Magenkranken gastroskopiert und mittels des Röntgenverfahrens untersucht. Streng an dem Grundsatze festhaltend, daß die Einführung des Gastroskops da, wo sie auf Schwierigkeiten stößt, niemals erzwungen werden darf, ist ihm bei seinen Untersuchungen an über 500 Magenkranken niemals ein ernstlicher Unfall passiert. Daraus dürfte wohl hervorgehen, daß die Gastroskopie in der Hand eines geschickten, vorsichtigen Untersuchers keine gefährliche Untersuchungsmethode ist.

Die besondere Bedeutung der Untersuchungen, über die Dr. Gutzeit hier zusammenfassend berichtet, sehe ich darin, daß hier ein die Gastroskopie und die Röntgendiagnostik souverän beherrschender Untersucher an der Hand eines reichen Krankenmaterials in der Lage ist, die besonderen Vorzüge jedes der beiden Verfahren weitgehend zu beurteilen.

Wie man füglich erwarten durfte, lehren die Untersuchungen Gutzeits überzeugend, daß jede der beiden Methoden ihren besonderen diagnostischen Wert hat, daß die Gastroskopie uns vieles erkennen läßt, was mit Hilfe des Röntgenverfahrens und der anderen diagnostischen Methoden nur vermutungsweise angenommen oder auch nicht erkannt werden kann, und daß umgekehrt die Röntgenuntersuchung uns manches enthüllt, was bei der Gastroskopie einer direkten Betrachtung nicht zugänglich ist.

Nichts kann der Einführung einer neuen Untersuchungsmethode in die klinische Diagnostik abträglicher sein, als eine enthusiastische Empfehlung, die von ihr mehr verspricht, als sie hinterher halten kann. Dr. Gutzeit hat, wie ich glaube, sich von diesem Fehler frei gehalten und ruhig und nüchtern die Bedeutung der Gastroskopie klargelegt, andererseits aber auch hervorgehoben, was sie nicht zu leisten vermag. Seine besonders große Erfahrung auch auf dem Röntgengebiete hat ihn in höchstem Maße befähigt, auch die Röntgenergebnisse kritisch zu verwerten.

Breslau, im März 1929.

W. Stepp.

Inhaltsverzeichnis.

Literatur.

Åkerlund, Ake: Spastische Phänomene und eine typische Bulbusdeformität bei Duodenalgeschwüren. Münch. med. Wschr. **1919**, Nr 4.

— Röntgenologische Studien über den Bulbus duodeni mit besonderer Berücksichtigung des Ulcus duodeni. Acta radiol. (Stockh.) Suppl.-Band (1921).

— Ulcus duodeni 100. Tag. dtsch. Naturforsch. u. Ärzte Leipzig Nov. 1922. Fortschr. Röntgenstr. **30.**

v. Aldor: Das Verhalten des Magenchemismus bei Cholelithiasis und seine therapeutische Beeinflussung. Wien. klin. Wschr. **1914**, Nr 18, 560; Arch. Verdgskrkh. **35** (1925).

Anschütz: Nordwestdtsch. Chirurgentagung. Zbl. Chir. **1924**, Nr 44. 2437.

— und Baumann: Med. Klin. **1923**, Nr 23.

Ascanazy: Soor und Magenulcus. Rev. Med. de la Suisse romande. **40**, 477 (1920).

— Soor und Magenulcus. Virchows Arch. **234**, 111 (1921).

— Über Bau und Entstehung des chronischen Magengeschwürs. Virchows Arch. **250**, 370 (1924).

Aschner: Über Konstitution und Vererbung bei Ulcus ventriculi und duodeni. Z. ges. Anat. II; Z. Konstit.lehre. **9**, H. 1, 6.

Aschoff: Über das Relief der Magenschleimhaut und seine Bedeutung für Lokalisation und Formgebung des Magengeschwürs Z. angew. Anat. Berlin 1917.

— Über den Engpaß des Magens. Jena: Gustav Fischer 1918.

— Über die mechanischen Momente in der Pathologie des runden Magengeschwürs. Dtsch. med. Wschr. **1912**, Nr 38.

Babkin: Die äußere Sekretion der Verdauungsdrüsen. Berlin: Julius Springer 1914.

Bálint: Untersuchungen über die Pathogenese des Ulcus ventriculi. Ges. Ärzte Budapest Nov. 1925. Klin. Wschr. **1926**, Nr 5, 203.

— Ulcusproblem und Säurebasengleichgewicht. Berlin: S. Karger 1927.

— Über einige Fragen der Klinik und Therapie des Ulcus ventriculi. Ges. Ärzte Budapest Dez. 1926. Klin. Wschr. **1927**, Nr 19.

Bauer, Jul.: Die konstitutionelle Disposition zu inneren Krankheiten. Berlin: Julius Springer 1917.

— und B. Aschner: Konstitution und Vererbung bei Ulcus peptic. ventric. et duod. Klin. Wschr. **1922**, Nr 25, 1258; Nr 26, 1298.

Bauer, K. H.: Über Lokalisation und Entstehung des Magengeschwürs. Dtsch. med. Wschr. **1920**, 1136.

— und Heinrich: Das Lokalisationsgesetz des Magengeschwürs. Mitt. Grenzgeb. Med. u. Chir. **32**, 217 (1920).

— Über das Wesen der Magenstraße. Arch. klin. Chir. **124**, H. 4, 565 (1923).

— Die Magenstraße. Dtsch. med. Wschr. **1923**, Nr 22, 713.

— Konstitutionelle nervöse Dyspepsie. Ges. Ärzte Wien, Nov. 1924. Klin. Wschr. **1925**, Nr 1, 44.

— Magenstraße und Magenulcus, Exstirpation der Magenstraße. Bruns' Beitr. **135**, H. 2, 223 (1925).

Beck: Innere Besichtigung des Magen-Duodenums bei Fehlen äußerer Veränderungen bei Magen-Duodenalulcus. Zbl. Chir. **1924**, Nr 28.

Beneke: Über die hämorrhagischen Erosionen des Magens. Verh. dtsch. path. Ges. 12. Tag. 1908, 284.

Berg, H. H.: Diskussion zum Referat Forssell. Verh. dtsch. Röntgenges. **16**; Fortschr Röntgenstr. **1925**, Kongr.-H.

— Über den Nachweis des Zwölffingerdarmgeschwürs mit Röntgenstrahlen. Klin. Wschr. **1923**, Nr 15, 675.

— Zur Differentialdiagnose Ulcus-Magenneurose. Verh. Kongr. inn. Med. 1924.

— Über engste Verbindung von Röntgendurchleuchtung und Aufnahmeverfahren. Fortschr. Röntgenstr. **30**, H. 1 (1925).

— Über das Typische im Beschwerdenkomplex scheinbar atypischer Krankheitsbilder des Oberbauches. Dtsch. med. Wschr. **52**, Nr 21, 867 (1926).

— Über das Verhalten des Schleimhautreliefs im Magen bei verschiedenen Erkrankungen. **38**. Kongr. inn. Med. Wiesbaden 12. bis 16. April 1926.

Berg, H. H.: Die direkten Ulcussymptome des Ulcus duod. Erg. med. Strahlenforschg. 2 (1926). Leipzig: Georg Thieme.
— Schleimhautrelief und Gastritis. 6. Tag. Ges. Stoffwechsel u. Verdauungskrkh. Berlin Okt. 1926.
v. Bergmann: Das spasmogene Ulcus pepticum. Münch. med. Wschr. 1913, Nr 4.
— Ulcus duodeni und vegetatives Nervensystem. Berl. klin. Wschr. 1913, Nr 51.
— Ulcus duodeni. 100. Tag. dtsch. Naturforsch. u. Ärzte. Leipzig Sept. 1922.
— Das Schmerzgefühl der Eingeweide. Arch. klin. Chir. 121, 774 (1922).
— und Berg, H. H.: Zum Röntgenbild der Magenschleimhaut. Acta radiol. (Stockh.). 6, 1—6, Nr 29—34.
— Die nervösen Erkrankungen des Magens. 36. Tag. dtsch. Ges. inn. Med. 21. bis 24. April 1924.
— Funktionelle Pathologie des vegetativen Nervensystems. Handb. inn. Med. von v. Bergmann u. Staehelin. 5 (1926). Berlin: Julius Springer.
— Ulcus pept. ventric., duodeni und jejuni. Handb. inn. Med. von v. Bergmann und Staehelin. 3 (1926). Berlin: Julius Springer. Dort auch Literatur der eig. Arb.
Berlet: Über die Arterien des menschlichen Magens usw. Inaug.-Diss. Erlangen 1923.
Bickel: Untersuchungen über den Einfluß von Metallen auf die Magenschleimhaut. Berl. klin. Wschr. 1907, Nr 33, 1035.
— Magen und Magensaft. Handb. Biochemie von Oppenheimer 4 (1924).
Boas: Unterschiede zwischen atrophischer und schleimiger Form der Gastritis. Münch. med. Wschr. 1887.
— Über Gastritis acida. Wien. med. Wschr. 1895.
— Gallenblase und Magenchemismus. Berl. klin. Wschr. 1913, 52, 2416.
— Diagnostik und Therapie der Magenkrankheiten. 8. u. 9. Aufl. Leipzig: Georg Thieme 1925.
Bray: Arch. int. Med. 26, H. 2, 221 (1920).
Buchholz: Magenspiegelung nach Schindler. Med. Ges. Jena 11. Febr. 1925.
Burak, S. M.: Komplikation bei Broncho- und Ösophagoskopie. Zbl. Chir. 22, 782 (1911).
Clairmont: Ergebnisse der operativen Behandlung der Ulcus-Krankheit. Zbl. Chir. 1924, Nr 51, 2820.
— Gastritis nach Magenoperationen. Ges. Verdgs- u. Stoffwechselkrkh., Berlin, 13. bis 16. Okt. 1926.
Cobet und Gutzeit: Zur Entstehung der Spasmen und Schmerzen beim Magengeschwür. Dtsch. Arch. klin. Med. 150, H. 5 (1926).
Cohnheim: Untersuchungen über embolische Prozesse. Berlin 1872.
Craemer: Nikotin und Verdauung. Münch. med. Wschr. 1925, 908.
Dax: Verletzungen bei der Gastroskopie. Zbl. Chir. 1923, 46/47, 1724. 8. Tag. bayr. Chir. 7. Juli 1923.
Disse: Über die Blutgefäße der menschlichen Magenschleimhaut. Arch. mikrosk. Anat. 63, 512 (1904).
Düttmann: Untersuchungen der Leberfunktion und des Duodenums und der Magensekretion bei Erkrankungen der Gallenwege. Bruns' Beitr. 129 (1923)
Edinger: Zur Physiologie und Pathologie des Magens. III. Dtsch. Arch. klin. Med. 29, 566 (1881).
Ehrenreich: Verweilsondenausheberung. Z. klin. Med. 75 (1912).
Ehrmann: Das Alkoholprobefrühstück. Berl. klin. Wschr. 1914, Nr 14.
v. Eiselsberg: Über Magen- und Duodenalblutungen nach Operationen. Arch. klin. Chir. 59, 837 (1899).
Eisler und Lenk: Die Bedeutung der Faltenzeichnung des Magens für die Diagnose des Ulcus ventriculi. Dtsch. med. Wschr. 1921, Nr 48, 1459.
Elsner: Ein Gastroskop. Berl. klin. Wschr. 1910, Nr 13, 593.
— Der heutige Stand der Gastroskopie. Erg. Med. von Brugsch. 5, H. 1.
— Die Methodik der Gastroskopie. Dtsch. med. Wschr. 49, Nr 45, 1422 (1923).
— Zur Methodik der Gastroskopie. Dtsch. Z. Chir. 183, H. 3/4, 277 (1923).
— Mein verbessertes Gastroskop. Dtsch. med. Wschr. 1923, Nr 8, 253.
— Gastroskopie in der Diagnostik des Magengeschwürs und Magencarcinoms. Arch. Verdgskrkh. 33, H. 1/2, 1 (1924).

Elsner: Die Photographie der Magenhöhle. 6. Tag. Ges. Stoffwechsel- u. Verdgskrkh.
      Berlin, Okt. 1926.
Faber, Knud: Die chronische Gastritis. Erg. inn. Med. 6, 491 (1910).
— Krankheiten des Magens und des Darmes. Berlin: Julius Springer 1924.
— Akute und chronische Gastritis in Bd. 5 der speziellen Path. und Ther. inn. Krankh.
      von Kraus und Brugsch.
— Gastritis chronica mit Sekretionsinsuffizienz. Ges. Verdgs- u. Stoffwechselkr., Berlin,
      13.—16. Oktober 1926.
— Motorische Phänomene bei Magenschmerz. Verh. dtsch. Ges. inn. Med. 1928, Wiesbaden.
— und Lange: Die Pathogenese und Ätiologie der chronischen Achylia gastrica. Z. klin.
      Med. 66, 53, 247 (1908).
Forssell, Gösta: Über die Beziehungen der Röntgenbilder des Magens zu seinem ana-
      tomischen Bau. Hamburg: Gräfe u. Sillem 1913.
— Studies of the mechanism. of movement of the mucous membrane of the digestive Tract.
      Amer. J. Roentgenol. 10, Nr 2 (1923).
— Diskussionsbemerkung zum Vortrag Baastrup. Acta radiol. (Stockh.). 3, Nr 12/13,
      217 (1924); Proc. nordisk Fören. f. med. Radiol. (Stockh.) 6, 23.
— Diskussionsbemerkung zum Vortrag Ström. Proc. nordisk Fören. f. med. Radiol.
      (Stockh.). 6, 23; Acta radiol. (Stockh.). 3, 2/3, Nr 12/13 (1924).
— Die Bewegungen der Schleimhaut des Magen- und Darmkanals. Verh. dtsch. Röntgen-
      Ges. 16; Fortschr. Röntgenstr. 1925, Kongr.-H.
— Normale und pathologische Reliefbilder der Schleimhaut. Ein Überblick über die
      Autoplastik des Digestionskanals. VII. Tag. Ges. Verdgs- u. Stoffwechselkrkh. Wien
      1927. Verh. 199.
Frank: Über die Beziehungen des Soorpilzes zum runden Magengeschwür. Wien. Arch.
      inn. Med. 5, H. 1, 39.
v. Friedrich: Ulcussymptome bei Kolitis. Dtsch. med. Wschr. 50, Nr 33, 1113 (1924).
Full und v. Friedrich: Magengeschwür und Tabes. Münch. med. Wschr. 1922, Nr 34, 1246.
Gaßmann: Arch. Verdgskrkh. 28, H. 3/4, 226 (1921).
Glaser: Ulcerationen im Magen- und Darmkanal und chronische Bleivergiftung. Berl.
      klin. Wschr. 1921, Nr 7, 152.
Goedecke: Resektionen nach Gastroenterostomien. Fortschr. Ther. 1927, Nr 11, 390.
Goldscheider: Das Schmerzproblem. Berlin: Julius Springer 1920.
Gottstein: Gastroskopie in Abderhalden Handb. biol. Arbeitsmeth. IV. Angew. chem.
      u. physik. Meth. 6, 1 (1926).
Gruber: Ulcus duodeni im Verhältnis zum Körpergeschwür. 100. Tag. dtsch. Naturforsch.
      u. Ärzte, Leipzig, Sept. 1922.
— und Kratzeisen: Neuere Anschauungen vom Wesen des Ulcus peptic. ventr. et duoden.
      Sammlg. Abh. Verdgskrkh. 8, H. 2 (1922).
— — Beiträge zur Pathologie des peptischen Magen- und Duodenalgeschwürs. Beitr.
      path. Anat. 72, H. 1 (1924).
Gundelfinger: Nervensystem und rundes Magengeschwür. Mitt. Grenzgeb. Med. u. Chir.
      30, 189 (1918).
Gutzeit: Neuere Ergebnisse auf dem Gebiete der röntgenologischen Oberbauchdiagnostik:
      Gallenblase, Duodenum, Magenschleimhaut. Med. Ges. Jena, Nov. 1925; Med. Klin.
      1926, Nr. 7.
— Die Gastritis im Röntgenbild mit gastroskopischen Kontrolluntersuchungen. Verh.
      dtsch. Röntgenges. Fortschr. Röntgenstr. 17. Kongr.-H. (1926)
— Zur Diagnose der Gastritis chronica. 38. Tag. dtsch. Ges. inn. Med. Wiesbaden 1926.
— Diskussionsbemerkung zum Vortrag Berg. 6. Tag. Ges. Verdgs.- u. Stoffwechselkrkh.,
      Berlin, 13. bis 16. Okt. 1926.
— Über die Magenschleimhaut bei chronischer Gastritis. Ihre endoskopischen, röntgeno-
      logischen und pathologisch-anatomischen Erscheinungen. Dtsch. Arch. klin. Med.
      153, H. 5/6, 334.
— Über gutartige Magentumoren. Dtsch. Arch. klin. Med. 153, H. 5/6, 346.
— Die Röntgendiagnose der Gastritis. Breslauer Röntgenverngg 21. Jan. 1927. Fortschr.
      Röntgenstr. 35, H. 6, 1270; Med. Klin. 1927, Nr 14.
— Zur Frage des röntgenologischen Nachweises gastritischer Veränderungen. Med. Klin.
      1927, Nr 30.

Gutzeit: Augenblicklicher Stand der Diagnose und Therapie des Magengeschwürs. Klin. Wschr. **1928**, Nr 24, 1138.

v. Haberer: Meine Erfahrungen mit 183 Magenresektionen. Arch. klin. Chir. **106**, H. 3 (1915).
— Zur Ausdehnungsmöglichkeit der Resektionsmethode nach Billroth I. Zbl. Chir. **1921**, Nr 24.
— Verhindert eine unserer bisherigen operativen Maßnahmen mit Sicherheit Ulcusrezidive bzw. Ulcus pepticum jejuni? Arch. klin. Chir. **122**, H. 2, 534 (1923).
— Nachkrankheiten nach Magenoperationen. Ref. 4. Tag. Verdgs.- u. Stoffwechselkrkh. 1924, Ber. 197.

Hammesfahr: Gastroskopie und Probelaparotomie. Zbl. Chir. **1924**, Nr 6, 228.

Hart: Erhebungen und Betrachtungen über das Geschwür des Zwölffingerdarms. Mitt. Grenzgeb. Med. u. Chir. **31**, 291 (1918/19), 350 (1919).

Haudeck: Zur röntgenologischen Diagnostik des Ulcus der Pars med. des Magens. Münch. med. Wschr. **1910**, 1587.

Hauser, G.: Das chronische Magengeschwür und sein Vernarbungsprozeß und dessen Beziehungen zur Entwicklung des Magencarcinoms. Leipzig 1883.
— Die peptischen Schädigungen des Magens und Darms in Henke und Lubarsch: Handb. d. Path., I, 4. Berlin: Julius Springer 1926 (dort auch Lit. der eig. Arb.).
— Über die Beziehungen der chronischen Gastritis und Duodenitis zum chronischen Magen-Duodenalgeschwür. Med. Klin. **1927**, Nr 4 u. 5, 120, 159.

Heilmeyer, Klin. Beiträge zur Physiologie und Pathologie der Magensekretion. Dtsch. Arch. klin. Med. **148**, H. 5/6, 273 (1925).

Heyer: Die Magensekretion des Menschen unter besonderer Berücksichtigung der psychischen Einflüsse. Arch. Verdgskrkh. **27**, 227 (1921).
— Psychogene Funktionsstörungen des Verdauungstractus. Wien: Julius Springer 1925.
— Das körperlich-seelische Zusammenwirken. München: J. F. Bergmann 1925.

Heyrowski: Histologische Untersuchungen der Magenschleimhaut bei Ulcus ventriculi und Carcinom. Wien. klin. Wschr. **1912**, Nr 2. Dtsch. Z. Chir. **122**, 359 (1913).

Hoffmann: Optische Instrumente mit beweglicher Achse und ihre Verwendung in der Gastroskopie. Münch. med. Wschr. **1911**, Nr 46, 2446.

Hohlweg: Beobachtungen und Betrachtungen auf Grund von 100 Gastroskopien. Münch. med. Wschr. **1924**, Nr 16, 506.
— Derzeitiger Stand der Gastroskopie. Med. Ges. Gießen, 25. Febr. 1924.
— Diskussionsbemerkung. 4. Tag. Ges. Verdgs.- u. Stoffwechselkrkh., Okt. 1924
— Klinische Diagnose der Gastritis. Ges. Verdgs.- u. Stoffwechselkrkh., Berlin, 13. bis 16. Okt. 1926.
— Gastritis als selbständiges Krankheitsbild und ihre Beziehungen zum Ulcus. Münch. med. Wschr. **73**, Nr 50, 2103 (1926).
— Der derzeitige Stand der Gastroskopie. Karlsbader ärztl. Vortr. 7 (1926).
— Über die klinische Diagnostik der Gastritis und deren Beziehungen zum Ulcus. Rhein.-westfäl. Ges. inn. Med., Köln, 21. Nov. 1926. Ref.: Münch. med. Wschr. **1927**, Nr 9.
— Wichtige Probleme der Gastroskopie. Münch. med. Wschr. **74**, Nr 18, 751 (1927).

Holländer: Fallibility of Roentgen Evidence of Healed Gastric. Ulcus. J. amer. med. Assoc. 80, Nr 1, 29 (1923).

Holzweissig: Erhebungen und Betrachtungen über das Zwölffingerdarmgeschwür. Med. Klin. **1922**, Nr 33, 1052.

Hüber: Über die Erblichkeit des Magengeschwürs. Münch. med. Wschr. **1907**, Nr 5, 204.

Hübner: Bedeutung der gastroskopischen Untersuchungsmethode. Klin. Wschr. **1925**, Nr 10, 456.
— Das optische Problem bei der Gastroskopie. Klin. Wschr. **1926**, Nr 41, 1951.
— Ein neues Führungsgastroskop Münch. med. Wschr. **73**, Nr 48, 2027 (1926).
— Gegenwärtiger Stand der Gastroskopie. Dtsch. med. Wschr. **52**, Nr 27, 1123 (1926).
— Gastroskopie. Erg. Chir, **20**, 266 (1927).

Hülsemann: Über Gastroskopie und Erfahrungen mit dem Schindlerschen Magenspiegel auf Grund von 100 gespiegelten Fällen. Inaug.-Diss. Jena 1925.

Jaworski: Münch. med. Wschr. 1887, Nr 8.

Kalima: Pathologisch-anatomische Befunde bei Ulcus ventriculi. Arch. klin. Chir. **128**, Nr 1/2 (1924).

Kalima: Über die Bedeutung der chronischen Gastritis für die Ulcusgenese und für die chirurgische Behandlung des Magen-Duodenalgeschwürs. Acta chir. scand. (Stockh.). **58**, H. 1/4 (1925).

Kalk und Schöndube: Motilität der Gallenwege. Klin. Wschr. **1924**, Nr 47, 2151; Münch. med. Wschr. **1926**, Nr 9, 353.

Kalk: Titration, Bestimmung der Wasserstoffionenkonzentration und Titration des Indikators im Magensaft. Klin. Wschr. **1925**, Nr 38.

Katsch und v. Friedrich: Über die funktionelle Bedeutung der Magenstraße. Mitt. Grenzgeb. Med. u. Chir. **34**, H. 3, 343.

— und Kalk: Statik und Kinetik des Magenchemismus. Arch. Verdgskrkh. **32**, H. 5/6, 201 (1923).

— — Zum Ausbau der kinetischen Methode für die Untersuchung des Magenchemismus. Klin. Wschr. **1925**, Nr. 46, 2190.

— — Zum Ausbau der kinetischen Methode für die Untersuchung des Magenchemismus. IV. Mitt. Zur Differenzierung der Achylien. Klin. Wschr. **1926**, Nr 25, 1119.

— Die Klinik der Magenneurosen. 6. Tag. Ges. Stoffwechsel- u. Verdgskrkh. Okt. 1926, Berlin.

— Diskussionsbemerkung zum Vortrag Knud Faber. Verh. dtsch. Ges. inn. Med. **1928**.

Kausch: Demonstration eines Gastroskops. Verh. Ges. Chir. **1909**.

Kelling: Endoskopie für Speiseröhre und Magen, gegliedertes Oesophagoskop, welches durch Zug und Dehnung streckbar ist. Münch. med. Wschr. **1897**, Nr 34, 936.

— Endoskopie für Speiseröhre und Magen. Münch. med. Wschr. **1898**, Nr 49 u. 50.

— Diskussionsbemerkung zum Vortrag Kausch. Verh. dtsch. Ges. Chir. **1909**.

— Zur Coelioskopie und Gastroskopie. 47. Tag. dtsch. Ges. Chir. **1923**; Arch. klin. Chir. **126** (1923); Münch. med. Wschr. **1923**, Nr 32, 1054.

Kirch und Stahnke: Pathologisch-anatomische Untersuchungen über die Bedeutung des Soorpilzes für das chronische Magengeschwür. Mitt. Grenzgeb. Med. u. Chir. **36**, 174 (1923).

Knack: Kritisches zur Gastroskopie. Zbl. inn. Med. **46**, Nr 38, 913 (1925).

Konjetzny: Ulcusgenese im Sinne entzündlich destruierender Vorgänge in der Magenschleimhaut. Zbl. Chir. **1923**, Nr 26 u. 52; Zieglers Beitr. path. Anat. **1923**, Nr 71.

— Chirurgische Beurteilung der chronischen Gastritis. Zbl. Chir. **50**, Nr 52, 1849 (1923); Arch. klin. Chir. **129**, H. 1/2, 129 (1924).

— Bisher nicht beachtete Gesichtspunkte für die Beurteilung der Ätiologie und chirurgischen Behandlung des Magen-Duodenalgeschwürs. Med. Ges. Kiel 22. Mai 1924.

— Zur Pathologie und chirurgischen Behandlung des Ulcus duodeni. Dtsch. Z. Chir. **184**, 85.

— Entzündliche Genese des Magen-Duodenalgeschwürs. Arch. Verdgskrkh. **26**, H. 3/4, 189 (1925).

— Gastritis in ihrer pathogenetischen Beziehung zum Ulcus und Carcinom. 6. Tag. Ges. Verdgskrkh.- u. Stoffwechsel. 13. bis 16. Okt. 1926, Berlin.

Korbsch: Gastroskopische Ergebnisse. Münch. med. Wschr. **71**, Nr 43, 1498 (1924).

— und Schulte: Zur Lagerung bei der Gastroskopie. Med. Klin. **1925**, Nr 9.

— Über ein neues Gastroskop. Münch. med. Wschr. **72**, Nr 4, 129 (1925).

— Zur Kenntnis der chronischen Gastritis, insbesondere der Gastritis acida. Ein Beitrag zur Bewertung der Gastroskopie. Med. Klin. **21**, Nr 26, 959; Nr 27, 1006 (1925).

— Über Hämatemesis bei chronischer Gastritis. Münch. med. Wschr. **72**, Nr 37, 1558 (1925).

— Die Gastroskopie und ihre neueren Ergebnisse. Eine Anleitung zur Erlernung der Technik und Deutung der Befunde. Berlin: S. Karger 1926.

— Röntgentherapie der chronischen Gastritis. Münch. med. Wschr. **1926**, Nr 8.

— Gastroskopische Bilder zur Pathogenese und Therapie des Ulcus ventriculi. Arch. Verdgskrkh. **38**, 247 (1926).

— Mein Gastroskop. Münch. med. Wschr. **73**, Nr 1, 20 (1926).

— Spastische Ulcusnische im gastroskopischen und röntgenologischen Bild. Münch. med. Wschr. **73**, Nr 51, 2161 (1926).

— Zur Lagerung bei der Gastroskopie. Münch. med. Wschr. **74**, Nr 25, 1052 (1927).

— Gastroskopische Ergebnisse. Arch. Verdgskrkh. **41**, H. 1/2 (1927); **43** (1928), Festschr. f. Boas.

Korczinski und Jaworski: Über einige bisher wenig berücksichtigte klinische und anatomische Erscheinungen im Verlauf des runden Magengeschwürs und des sog. sauren Magenkatarrhs. Dtsch. Arch. klin. Med. 47, 578 (1891).

Kraus: Das Neurosenproblem in seiner Bedeutung für die inneren Organe. 6. Tag. Ges. Stoffwechsel- u. Verdgskrkh. Oktober 1926, Berlin.

Kümmel: Über schwere Komplikationen bei der Bronchoskopie und Oesophagoskopie. Dtsch. med. Wschr. 1911, Nr 46, 2117.

Kuttner: Über Gastroskopie, ein gegliedertes Gastroskop, das durch Rotation gestreckt werden kann. Berl. klin. Wschr. 1897, 42/43.

Langheinrich: Psychische Einflüsse auf die Sekretionstätigkeit des Magens und Duodenums. Münch. med. Wschr. 69, Nr 44, 1527 (1922).

Ledderhose: Dtsch. med. Wschr. 1913, Nr 48.

Lewisohn und Feldmann: Ref. Z.Org. Chir. 34, 516.

Lichtenbelt: Die Ursachen des chronischen Magengeschwürs. Jena: Gustav Fischer 1912.

Loening: Demonstration eines Gastroskops. Verh. dtsch. Ges. Chir. 1908. Zbl. Chir. 1908, 119.

— Diskussionsbemerkung zum Vortrag Rahnenführer. Med. Ges. Magdeburg, Jan.-März 1923. Klin. Wschr. 1923, Nr 23.

— und Stieda: Über Gastroskopie. Zbl. Chir. 1908, 915.

— — Die Untersuchung mit dem Magenspiegel. Mitt. Grenzgeb. Med. u. Chir. 21, 181 (1910).

Lubarsch: Pathologische Anatomie und Histologie der entzündlichen Erkrankungen des Magens. Ges. Verdgs.- u. Stoffwechselkrkh. 13. bis 16. Okt. 1926, Berlin.

Lyon: Gallenblasenfunktionsprobe mit Magnesium-Sulfat. N. Y. med. J. 3. u. 10. Juli 1920; J. americ. med. Assoc. 27. Sept. 1919.

Magnus, Utrecht: Die nervösen Erkrankungen des Magens. 36. Tag. dtsch. Ges. inn. Med. 21. bis 24. April 1924.

Mandel: Zur Frage des chirurgisch unheilbaren Ulcus. Wien. klin. Wschr. 1925, Nr 51, 1359.

Martius und Lubarsch: Achylia gastrica, ihre Ursachen und Folgen. Wien 1897.

Mayer-List: Die feinsten Gefäße der Lippe bei endogenen und exogenen Störungen, besonders bei Ulcus ventriculi. Münch. med. Wschr. 71, Nr 18, 576 (1924).

Mayo: Ulcer of duod. with record of 272 operations. J. amer. med. Assoc. 1908, 556.

Mehnert: Über die klinische Bedeutung der Oesophagus- und Aortenvariationen. Arch. klin. Chir. 58 (1899).

Merke: Bedeutung des Soorpilzes für das chronische Geschwür. Bruns' Beitr. 130, H. 3, 549 (1924).

Merkel: Beitrag zur Entstehung des runden Magen- und Zwölffingerdarmgeschwürs. Wien. med. Presse. 7, 755, 771 (1866).

Mikulicz: Über Gastroskopie und Oesophagoskopie. Zbl. Chir. 1881, 43.

— Über Gastroskopie. Wien. med. Presse. 1881, Nr 45, 50, 52.

— Demonstration eines Gastroskops. 11. Verh. d. dtsch. Ges. Chir. 1882.

Mobitz: Diskussion zum Vortrag Dax. 8. Tag. bayr. Chir. 7. Juli 1923. Zbl. Chir. 46/47 (1923).

Morawitz: Zur Therapie des Magengeschwürs. Münch. med. Wschr. 1925, Nr 47.

— Zur Therapie des Magengeschwürs. Münch. med. Wschr. 73, Nr 3, 107 (1926).

Moszkowicz: Zur Histologie des ulcusbereiten Magens. Arch. klin. Chir. 122, H. 2, 444 (1922).

Moynihan: Das Ulcus duodeni. Deutsch von Kreuzfuchs. Dresden-Leipzig 1913.

Müller, L. R.: Die Lebensnerven. Berlin: Julius Springer 1924.

Müller, Otfried: Entstehung des runden Magengeschwürs. Münch. med. Wschr. 1924, Nr 18, 572.

Nather: Zur Gefäßanatomie der Magenstraße. Klin. Wschr. 1923, Nr 31, 1454.

Nauwerck: Mykotisch peptisches Magengeschwür. Münch. med. Wschr. 42 (1895).

— Gastritis ulcerosa chronica. Münch. med. Wschr. 1897.

Necke, Schmidt und Klostermann: Bestimmung kleinster Bleimengen. Dtsch. med. Wschr. 1926, Nr 44, 1855.

Niekau: Erfahrungen mit der Gastroskopie. Naturw. med. Ver. Tübingen, 29. Nov. 1926. Klin. Wschr. 1927, Nr 6.

Nissen: Soor und Ulcus ventriculi. Verh. dtsch. path. Ges. 18, 283 (1921).

Ohly: Aciditätsverhältnisse des Magens bei Erkrankungen der Gallenblase. Dtsch. med. Wschr. **1913**, Nr 29, 1402.
— Beitrag zur Frage des Magenchemismus bei Gallenblasenkranken. Arch. Verdgskrkh. 21, 128 (1915).
— Familiäres Auftreten von Ulcus ventriculi. Münch. med. Wschr. **1923**, Nr 37, 1180.
— Über das Verhalten des Magenchemismus operierter und nichtoperierter Gallenblasenkranker. Arch. Verdgskrkh. **32** (1924).
— Folgezustände nach Gastroenterostomien. Zbl. Chir. **1925**, Nr 9, 503.
Orator: Beiträge zur Magenpathologie. Magen-Duodenal- und postoperatives Jejunalgeschwür. Virchows Arch. **255**, H. 3, 639 (1925).
— Beiträge zur Magenpathologie III. Nichtcarcinomatöse Tumoren und Entzündungen des Magens studiert an chirurgischem Resektionsmaterial. Virchows Arch. **256**, H. 1, 230 (1925).
— Pathogenese der Magen- und Duodenalgeschwüre im Lichte der neueren Forschung. Krkh.forsch. **3**, H. 6, 490 (1926).
Otten: Diskussionsbemerkung zum Vortrag Rahnenführer. Med. Ges. Magdeburg, Jan.—März 1923. Klin. Wschr. **1923**, Nr 23.
Palmer: Über die Entstehung des Schmerzes bei Magen- und Duodenalulcus. Klin. Wschr. **1927**, Nr 44.
Payr: Experimente über Magenveränderungen als Folge von Thrombosen und Embolie im Pfortadergebiet. Arch. klin. Chir. **84** (1907).
— Über Pathogenese, Indikationsstellung und Therapie des runden Magengeschwürs. Dtsch. med. Wschr. **1909**, Nr 36, 1556.
— Pathogenese und pathologische Anatomie des runden Magengeschwürs. Verh. dtsch. path. Ges. **14**, 178 (1910)
Peck, Charles: Z. Org. Chir. **34**, 159.
Perman: Untersuchungen über die Histologie und die Heilungsverhältnisse des Magen- und Duodenalgeschwürs. Acta chir. scand. (Stockh.). **55**, H. 3, 286 (1922).
Pribram: Gastroenterostomie als Krankheit. Klin. Wschr. **1923**, Nr 33, 1542.
Puhl: Bedeutung entzündlicher Prozesse für die Entstehung des Ulcus ventriculi und duodeni. Virchows Arch. **260**, H. 1, 1 (1926).
— Über Veränderungen der Duodenalschleimhaut bei Ulcusleiden. Med. Ges. Kiel, 2. Dez. 1926.
Rachet: La gastroscopie. Étude clinique et experimentale. Paris: Gaston Doin et Cie. 1926.
Rahnenführer: Über Gastroskopie. Med. Ges. Magdeburg. Jan.—März 1923. Klin. Wschr. **1923**, Nr 23, 1097.
— Gastroskopie und Röntgenuntersuchung des Magens. Fortschr. Röntgenstr. **32**, Kongr.-H., 21 (1924).
— Die diagnostische Bedeutung der Magenspiegelung. Münch. med. Wschr. **1924;** Nr 15, 465.
Ramond: Die klinischen Folgerungen der gastritischen Veränderungen. Presse méd. **33**, Nr 61, 1025 (1925).
v. Redwitz: Zur Pathogenese, Klinik und chirurgischen Therapie des chronischen Geschwürs des Magenkörpers. Verh. Ver. bayr. Chir. 5. Tag. München 1920. Bruns' Beitr. **122**, 305 (1921).
— Physiologie nach Magen-Darmoperationen. Naturhist. med. Ver. Heidelberg 25. Juni 1922.
Reeves: A study of the arter. sypplying the stomach and duod. and their relation to ulcer. Surg. etc. **30**, 374 (1920).
Rehfuß: The impossibility of interpreting the findings obtained by the customery examination of the test meal. J. amer. med. Assoc. **64**, 569 (1915).
van der Reis: Demonstration des optischen Prinzips eines biegsamen Gastroskops. Med. Ges. Greifswald 14. Jan. 1927.
Rendich: The roentgenographical study of the mucosa in normal and path. states. Amer. J. Roentgenol. **1923**, 526.
Rewidzoff: Zur Technik der Gastroskopie. Berl. klin. Wschr. **1897**, Nr 4.
Riehl: Die direkte Besichtigung der Magenschleimhaut. Münch. med. Wschr. **1908**, Nr 17.
Ribbert: Experimentelle Magengeschwüre. Frankf. Z. Path. **16**, H. 3 (1915).
— Lehrb. d. allg. Path. u. path. Anat. Leipzig 1915.

Rohde: Untersuchungen über die sekretorische Funktion und das röntgenologische Verhalten des Magens und Duodenums bei Cholelithiasis. Arch. klin. Chir. 115, 727 (1921).
— Beiträge zu den Wechselbeziehungen zwischen Cholelithiasis und Verdauungsapparat. Klin. Wschr. 1923, Nr 14, 631.
Rosenbach und Disque: Arch. klin. Med. 124, H 1, 28 (1923).
Rosenheim: Über die Besichtigung der Cardia nebst Bemerkungen über die Gastroskopie. Dtsch. med. Wschr. 1895, Nr 45.
Rößle: Das runde Geschwür des Magens als „zweite Krankheit". Mitt. Grenzgeb. Med. u. Chir. 25, 766 (1912).
Rost: Funktionelle Bedeutung der Gallenblase. Mitt. Grenzgeb. Med. u. Chir. 26, 736 (1913); 38 (1925).
Rovsing: Gastroduodenoskopie und Diaphanoskopie. Verh. dtsch. Ges. Chir. 1908. Zbl. Chir. 1908, 119.
Ruhmann: Über viscerale Reflexe auf lokale thermische Hautreize. Z. exper. Med. 57, H. 5/6.
— Studien über Konstitution und Symptomatik des Ulcuskranken. Arch. f. Verdgskrkh. 1926, Beiheft.
Rutimeyer: Magenblutung und Ulcus ventriculi in Kraus-Brugsch, Spez. Path. u. Ther., I. 5 (1921).
Sauerbruch: Gastroskopie mit tödlichem Ausgang. Zbl. Chir. 1924, Nr 38.
Schinder: Über Veränderungen der Magenschleimhaut bei Lungenphthise. Beitr. Klin. Tbk. 64, H. 5/6, 734.
Schindler: Bericht über 120 Fälle von Gastroskopie. Ärztl. Ver. München 25. Jan. 1922.
— Diagnostische Bedeutung der Gastroskopie. Münch. med. Wschr. 1922, Nr 15, 535.
— Problem und Mechanik der Gastroskopie. Arch. Verdgskrkh. 30, H. 3/4, 133 (1922).
— Gastroskopische Diagnose des diffusen Lymphosarkoms des Magens. Klin. Wschr. 1922, Nr 42, 2086.
— Gastroskopie. 100. Tag. Ges. dtsch. Naturforsch. u. Ärzte Leipzig, Sept. 1922.
— Diskussion zum Vortrag Dax, 8. Tag. bay. Chir. 7. Juli 1923. Zbl. Chir. 1923, 46/47.
— Gastroskopische Untersuchungen über die Heilung des Ulcus rot. ventriculi. Münch. med. Wschr. 70, Nr 14, 421 (1923).
— Lehrbuch und Atlas der Gastroskopie. München: J. F. Lehmann 1923.
— Okulare und palpatorische Einführung des Gastroskops. Zbl. Chir. 1924, Nr 50, 2756.
— Klinische Diagnose der chronischen Gastritis. Münch. med. Wschr. 1926, Nr 12, 482.
— Gastroskopische Untersuchungen über die Heilung des Ulcus rot., Verschwinden der Haudekschen Nische und seine Bedeutung. Münch. med. Wschr. 73, Nr 44, 1846 (1926).
— Endoskopische Kasuistik. Ärztl. Ver. München Juni 1926. Klin. Wschr. 1926, Nr 41, 1949.
— Diskussion zum Vortrag Hohlweg. 6. Tag. Ges. Verdgs.- u. Stoffwechselkrkh. Berlin, Okt. 1926.
— Über die zukünftige Entwicklung der Gastroskopie. Münch. med. Wschr. 1928, Nr 4.
Schmidt, Paul: Über Bleivergiftung und ihre Erkennung. Arch. f. Hyg. 63, 1 (1907).
— Neuere Forschungen über das Wesen der Bleivergiftung. Klin. Wschr. 1927, Nr 8.
Schmieden, Ehrmann und Ehrenreich: Moderne Magendiagnostik an Hand von 40 operierten Fällen diagnostiziert. Mitt. Grenzgeb. Med. u. Chir. 27, H. 3 (1914).
Schmincke: Über anatomische Befunde an Ulcusmägen. Med.-naturwiss. Ver. Tübingen, 26. Nov. 1923.
Schüller: Diskussionsbemerkung zum Vortrag Hohlweg. Rhein.-westf. Ges. inn. Med. Köln, 21. Nov. 1926. Ref.: Münch. med. Wschr. 1927, Nr 9.
Schünemann: Mittelrhein. Chirurgenverngg. Zbl. Chir. 1924, 41, 2258.
Schwarz: Nordwestdtsch. Chirurgentag. Zbl. Chir. 1924, 44, 2437.
Seifert: Diskussion zum Vortrag Dax, 8. Tag. bayr. Chir. 7. Juli 1923. Zbl. Chir. 1923, 46/47.
Sick: Rolle der Musc. mucosae bei der Magenentleerung. Klin. Wschr. 1923, Nr 7, 293.
Sielmann und Schindler: Beitrag zur Röntgendiagnose der Polyposis ventriculi diffusa. Fortschr. Röntgenstr. 33, H. 2 (1925).
Simnitzky: Neues in der Pathogenese des peptischen Geschwürs. Klin. Wschr. 1926, Nr 34, 1545.

Simnitzky: Weitere Beobachtungen zur Frage über die Bedeutung des Milieus in der Pathogenese des peptischen Geschwürs. Klin. Wschr. **1927**, Nr 21, 991.

Sons: M.-Gladbach, Diskussionsbemerkung zum Vortrag Hohlweg. Rhein.-westf. Ges. inn. Med. Köln 21. Nov. 1926. Ref. Münch. med. Wschr. **1927**, Nr 9.

Soupauld: Gaz. hebd. Med. et Chir. 1897, Nr 2.

— Bull. Soc. Ther. **1901**, 448.

— Bull. Soc. méd. Hop. Paris **1902**.

Specht: Oesophagoskopie und Gastroskopie. Z. Hals- usw. Heilk. **13**, 592 (1925/26).

Stahnke: Experimentelle Untersuchungen zur Frage der neurogenen Entstehung des Ulcus ventriculi, zugleich ein Beitrag zur pathol. Physiologie der Mageninnervation. (Habilitationsschr. Würzburg.) Arch. klin. Chir. **132**, H. 1, 1 (1924).

Stepp: Über eine Verbesserung in der Verwendung der Duodenalsonde zum Nachweis der Typhusbacillen in der Galle von Typhusträgern. Münch. med. Wschr. **1918**, Nr 22, 86.

— Die Bedeutung der Duodenalsondierung für die Diagnose der Erkrankungen der Gallenwege. Dtsch. med. Wschr. **1918**, Nr 43.

— Über die Gewinnung von Gallenblaseninhalt mittels der Duodenalsonde durch Einspritzung von Witte-Pepton ins Duodenum. Eine Methode zur Funktionsprüfung der Gallenblase und ihre Verwendung zur Differentialdiagnose. Z. klin. Med. 89, H. 5/6, 1.

Sternberg: Pylorus im gastroskopischen Bilde. Zbl. Chir. **1922**, Nr 44.

— Die allgemeine Mechanik und die angewandte Mechanik der Einführung eines gastroskopischen Rohres durch das Rohr der Speiseröhre. Zbl. Chir. **1922**, Nr 47.

— Einfache Methode der Gastroskopie mit einem neuen Endoskop. 47. Tag. dtsch. Ges. Chir. 1923.

— Neue Gesichtspunkte aus der Sinnesphysiologie zur Herabsetzung der Gefährlichkeit der Gastroskopie. Zbl. Chir. **1923**, Nr 42.

— Zur Herabsetzung der Gefährlichkeit der Gastroskopie. Dtsch. Z. Chir. **183**, 380 (1923).

— Fortschritte und Rückschritte in der Gastroskopie. Acta chir. scand. (Stockh.). **55**, H. 5/6, 563 (1923).

— Physiologische Identität der Gefährlichkeit bzw. Gefahrlosigkeit einerseits und andererseits der Schwierigkeit bzw. Leichtigkeit in der Mechanik der Einführung eines gastroskopischen Rohres. Zbl. inn. Med. **44**, Nr 13, 209 (1923).

— Neue Gesichtspunkte aus der Mechanik für die Mechanik des physiologischen Rohres der Speiseröhre und die Mechanik des physikalischen Rohres eines rationellen Gastroskops vom neuen Typ. Zbl. Chir. **50**, Nr 5, 172 (1923); Nr 42, 1561.

— Die kunstgerechte Untersuchungsmethode des Palpierens zur Transportierung eines physikalischen Rohres durch das physiologische Rohr der Speiseröhre. Fortschr. Med. **41**, H. 8/9, 135 (1923).

— Mein cystoskopisches Gastroskop. Dtsch. med. Wschr. **49**, Nr 40, 1265 (1923).

— Elementares aus der Anatomie und Mechanik für die Gastroskopie. Wien. klin. Wschr. **36**, Nr 51, 905 (1923).

— Der gastroskopische Gefahrpunkt und Kunstgriff zu seiner Überwindung. Schweiz. med. Wschr. **53**, Nr 46, 1067 (1923).

— Beurteilung der Gastroskopie. Mitt. Grenzgeb. Med. u. Chir. **36**, 1, 41 (1923).

— Technik und Methodik des Sternbergschen Gastroskops und gastroskopische Therapie. Leipzig: F. C. W. Vogel 1924.

— Meine palpatorische und visuelle (gastroskopische) Duodenalsondierung. Dtsch. med. Wschr. **1924**, Nr 19, 605.

— Prinzipielle Fehler der bisherigen Gastroskopie und ihre Gefährdung. Arch. klin. Chir. **129**, 629 (1924).

— Probleme der Gastroskopie und ein Versuch zu ihrer Lösung. Schles. Ges. vaterl. Kultur, Breslau 2. Mai 1924.

— Einfache Kunstgriffe zur Erlernung der palpatorischen Einführung eines Cysto-Gastroskops. Zbl. inn. Med. **45**, Nr 3, 32 (1924).

— Gefahrenpunkt und Gefahren der Gastroskopie. Zbl. inn. Med. **45**, Nr 4, 42 (1924).

— Allgemeine Endoskopie und Gastroskopie. Dtsch. med. Wschr. **1925**, Nr 23; **1926**, Nr 9.

— Der lebende Pylorus. Z. klin. Med. **102**, H. 1, 102 (1925).

— Oesophagoskopie und Gastroskopie. Z. Hals- usw. Heilk. **13**, 138 (1925/26).

— Erleichterung der Gastroskopie und Herabsetzung der Gefährlichkeit durch ein Pneumokolon. Fortschr. Med. **43**, Nr 9, 118 (1925).

Sternberg: Direkte Gastroskopie und Autoskopie des Pylorus. Dtsch. med. Wschr. 51, Nr 46, 1911 (1925).
— Gastroskopische Form- und Lageanalyse des Pylorustrichters. Arch. klin. Med. 150, H. 6, 366 (1926).
— Gastroskopische Analyse der Hauptprobleme des Ulcus. Zbl. inn. Med. 47, Nr 33, 778 (1926).
Stieda: Demonstration eines Gastroskops. Verh. dtsch. Ges. Chir. 1909.
— Der gegenwärtige Stand der Gastroskopie. Erg. Chir. 4, 387 (1912).
Stoerck: Pathogenese der Gastritis. Wien. klin. Wschr. 38, 44 (1925).
Strauß: Zur quantitativen Bestimmung der Salzsäure im menschlichen Magensaft. Dtsch. Arch. klin. Med. 56, 87 (1896).
— Über digestiven Magensaftfluß. Dtsch. med. Wschr. 1907, Nr 15.
— Über hereditäres und familiäres Vorkommen von Ulcus ventriculi et duodeni. Münch. med. Wschr. 1921, Nr 9, 274.
Ström: A Contribution to the Roentgen Diag. of Ulc. pept. jej. Proc. nordisk Förening f. med. Radiol. Stockholm Juni 1923. Acta radiol. (Stockh.). 3, 2—3, Nr 12/13, 221 ff. (1924).
Struber: Zur Ätiologie des Ulcus ventriculi. Münch. med. Wschr. 1914, Nr 23, 1265.
— Experimentelles Ulcus ventriculi, zugleich eine neue Theorie seiner Genesis. Z. exper. Path. u. Ther. 16, 1 (1914).
— Experimentelle Begründung der Ätiologie des Ulcus ventriculi. 31. Tag. dtsch. Ges. inn. Med. Wiesbaden 1914.
Wanke: Gastroenterostomie als Krankheit. Zbl. Chir. 34, 1932 (1925).
Weitz: Über die Vererbung des Magengeschwürs. Z. ges. Anat. Abt. 2; Z. Konstit.lehre. 11, H. 6, 776 (1925).
v. Weizsäcker: Der neurotische Aufbau bei den Magen- und Darmkrankheiten. 6. Tag. Ges. Stoffwechsel- u. Verdgskrkh. Okt. 1926, Berlin.
Westphal und Katsch: Das neurotische Ulcus duodeni. Mitt. Grenzgeb. Med. u. Chir. 26, H. 3 (1913).
Westphal: Untersuchungen zur Frage der nervösen Entstehung peptischer Ulcera. Dtsch. Arch. klin. Med. 114, 327 (1914).
— Über die Engen des Magens und ihre Beziehungen zur Chronizität der peptischen Ulcera. Mitt. Grenzgeb. Med. u. Chir. 32, 659 (1920).
Wymer: Diskussionsbemerkung zum Vortrag Dax. 8. bayr. Chir.-Kongr. 7. Juli 1923. Zbl. Chir. 1923, 46/47.
Yatrou: Über die arterielle Versorgung des Magens und Ulcus ventriculi. Dtsch. Z. Chir. 159, 196 (1920).
v. Yzeren: Pathogenese des chronischen Magengeschwürs. Zbl. angew. Path. u. path. Anat. 13, 853 (1902).
Zuntz: Zur Frage der Gastroskopie. Med. Klin. 22, Nr 30, 1144 (1926).

Entwicklung der klinischen und röntgenologischen Magendiagnostik.

Die klinische Diagnostik der Magenerkrankungen hat durch Einführung neuer Untersuchungsmethoden in den letzten Jahren an Sicherheit erheblich gewonnen. Durch die Ausheberung mit klaren, eiweiß- und salzfreien Lösungen nach dem Vorgang von Ehrmann (1914) vermögen wir aus Farbe, Geruch und Trübungsgrad, nicht zuletzt aus der mikroskopischen Untersuchung und aus dem Abstand der Säurekurven (Kalk, Heilmeyer) auf die Verdauungs- und Beförderungsarbeit (Katsch und Kalk) des Magens zu schließen, Beimengungen aller Art zu erkennen sowie Duodenalrückfluß und abnorme Eiweiß- und Schleimsekretion zu bestimmen (Strauß). Die Ausgestaltung der Methode zur fraktionierten Ausheberung (Ehrenreich), ihre Verwertung durch

amerikanische (Rehfuß u. a.) und deutsche Forscher (Strauß, Katsch und
Kalk u. a.) hat zu weitgehenden Erkenntnissen der sekretorischen Tätigkeit
des Magens (Katsch und Kalk) geführt. Mit ihrer Hilfe haben Symptomen-
bilder wie Peracidität und Inacidität ein lebendiges Gepräge erhalten. Die
Funktion des Magens und seiner Drüsen zu ergründen, galt solches Streben.
Um die Motorik des Magens hat sich von jeher die Röntgenuntersuchung
bemüht. Lange konnte sie uns lediglich ganz grobe Lage- und Formanomalien,
peristolische und peristaltische Phänomene sichtbar machen; die Haudeksche
Nische und der Carcinomdefekt waren Leuchtpunkte der röntgenologischen
Magendiagnostik. Dann war es lange still, bis aus Schweden durch Åkerlunds
Duodenalstudien die von Moynihan und den Gebrüdern Mayo erkannte
Häufigkeit des Ulcus duodeni auch objektiv untersuchungstechnisch faßbar
wurde. H. H. Berg ist die Weiterentwicklung dieser Erkenntnis durch Ausbau
der gezielten Aufnahmen zu danken. So stehen wir heute vor der Tatsache,
daß Ulcera duodeni an Häufigkeit dem Ulcus ventriculi sicher nicht nachstehen,
wahrscheinlich sogar überlegen sind. Wieder kamen neue Erkenntnisse aus
dem Norden. Forssels Forschungen über das Schleimhautrelief
ließen eine aktive Schleimhautfaltenfunktion erschließen. Hiermit war der
große Schritt zur Beobachtung der Tätigkeit der Muscularis mucosae getan.
Früher kaum beachtet, gewann das Schleimhautrelief jetzt praktisches
diagnostisches Interesse. Eisler und Lenk fanden Veränderungen bei Schleim-
hautulcera, Rendich u. a. suchten Reliefbilder bei den verschiedensten Magenerkrankungen aufzustellen. Berg fand Verschiedenheiten der Faltenbreite bei
Schleimhauterkrankungen, Gutzeit Körnelungsstrukturen der Schleimhaut-
bilder bei hypertrophischen Gastritiden.

Entwicklung der Gastroskopie.

Abseits von den genannten Methoden der Magenuntersuchung, fast ebenso
alt wie die Ausheberung und viel älter als die Röntgenuntersuchung, als Stiefkind behandelt und wenig gepflegt, stand die Magenspiegelung. Von Kuß-
maul zum ersten Male erfolglos angewandt, von Nitze 1879 gefördert, wurde
durch Mikulicz (1881) die Gastroskopie methodisch ausgebaut. Aber infolge
großer technischer und instrumenteller Schwierigkeiten (Kuttner, Kelling,
Rosenheim, Rewidzoff, Kausch) gewann diese Methode erst 30 Jahre
später praktisches Interesse, als Löning und Stieda uns (1910) das erste
praktisch brauchbare Instrument schenkten. Elsner und Schindler haben
dann den großen Aufbau geleistet, diagnostisches Neuland erschlossen und die
endoskopische Betrachtung der Magenschleimhaut einem größeren Kreis von
Forschern zugänglich gemacht. Eine Reihe von anderen Autoren hat durch
eigene Untersuchungen dem wachsenden Gebäude weitere Bausteine hinzu-
gefügt, und so stehen wir heute vielleicht vor dem vollendeten Rohbau der
endoskopischen Magendiagnostik, vor einem gewissen Abschluß, der zur weiteren
Vervollkommnung und Verfeinerung neuen Ansporn gibt. Hierzu beigetragen
zu haben, ist das Verdienst von Hohlweg, Rahnenführer, Sternberg,
Rachet, Korbsch, Hübner u. a. Doch ist die letzte Entwicklung der
Gastroskopie ein wenig schnell gegangen, nur wenig Forscher verfügen über
wirklich große praktische Erfahrung. Einseitige Schlüsse konnten gedeihen und

Überbewertungen sind erfolgt. Ein großer Schaden für eine Untersuchungsart, um die man sich solange bemüht hat, und um deren Existenzberechtigung der Meinungsstreit auch heute noch nicht endgültig entschieden ist. Ist man aber der Überzeugung, daß die Gastroskopie genügend Werte besitzt, so daß es sich lohnt, sie zu fördern, dann muß man sich bemühen, die gewonnenen Befunde weitgehend durch andere, zur Verfügung stehende Untersuchungsmethoden zu kontrollieren und so kritisch wie möglich zu bewerten, um nicht Irrwege zu gehen. Auch sollte man bestrebt sein, neue Erkenntnisse im Rahmen der gesamten bisherigen Erfahrungen zu bewerten und nicht aus gastroskopischen Bildern allein einseitige Schlüsse zu ziehen. Wollen wir den Rohbau nicht verwehen lassen, dann brauchen wir Stützen. Wir wollen sie nehmen: aus der Klinik, aus der pathologischen Anatomie, aus der experimentellen Pathologie, aus der pathologischen Physiologie, woher wir sie auch bekommen mögen. Nur dann, wenn wir alle verfügbaren Untersuchungsmethoden, die gesamte klinische Erfahrung und alle Erkenntnisse der Grenzgebiete zusammenfassen, wird uns die Gastroskopie auf dem richtigen Wege der Forschung weiterbringen und unseren Kranken segensreich werden können.

Ich habe in den letzten $3^1/_2$ Jahren an der medizinischen Klinik zu Jena und zu Breslau über 500 Gastroskopien bei einer großen Zahl der verschiedensten Magenstörungen machen können, viele Krankheitsverläufe gastroskopisch verfolgt, bei allen diesen Kranken eingehende Röntgenuntersuchungen unter Anwendung der modernen Schleimhauttechnik und der gezielten Serienaufnahmen selbst ausgeführt, die klinische Beobachtung vielfach selbst in Händen gehabt und die Aciditätskurven (die nach dem Katschschen Vorschlag mit einer Coffeinlösung 0,2/300 + Methylenblau gewonnen waren) in den Bereich der Beobachtung mit einbezogen. So haben wir uns über jeden einzelnen Kranken ein möglichst umfassendes Krankheitsbild zu verschaffen gesucht, wozu wir besonders deswegen leicht in der Lage waren, weil es sich ausschließlich um klinisch stationäre Kranke handelte. Wo es notwendig erschien, haben wir auch die moderne Gallenblasen- und Pankreasdiagnostik mit Kontrastdarstellung und intraduodenaler Reflexprüfung zu Rate gezogen und die Verdauungsproben vorgenommen, wo die Möglichkeit bestand, unsere Befunde durch Operation oder Sektion kontrolliert. Hierbei haben uns die chirurgischen Kliniken in Jena und Breslau, Herr Professor Berblinger-Jena und Herr Professor Henke-Breslau freundlichst unterstützt. Allen hierbei beteiligten Herren sind wir von Herzen für ihre bereitwillige Hilfe dankbar.

Bei dieser umfassenden Krankenbeobachtung unter Anwendung sämtlicher verfügbarer diagnostischer Methoden hat sich vieles Interessante, manches Neue ergeben und wichtige Streiflichter auf die Pathogenese der Magenerkrankungen sind sichtbar geworden. Diese Ergebnisse an einem großen Krankenmaterial geben uns den Mut, uns über sie zu äußern und trotz einer ganzen Reihe wertvoller Arbeiten und Monographien über die Gastroskopie und ihre Ergebnisse noch einmal zu dem ganzen Problem vom Standpunkt des inneren Klinikers Stellung zu nehmen.

Den Wert einer Untersuchungsmethode kennen, heißt, ihre Vorteile und Nachteile, ihre technischen Schwierigkeiten und ihre diagnostischen Möglichkeiten gegeneinander abwägen. So soll von der Gastroskopie als Untersuchungsmethode vorerst die Rede sein und dabei besonders auf unsere eigenen Erfahrungen eingegangen werden.

Starre und unstarre gastroskopische Instrumente.

Die historische Entwicklung der endoskopischen Magenuntersuchung interessiert nur den, der sich aktiv an dem Ausbau gastroskopischer Instrumente beteiligen will. Für solche speziellen Wünsche liegen genügend zusammenfassende Arbeiten vor. Nur die Frage nach der Wahl starrer oder biegsamer Instrumente interessiert jeden Gastroskopierenden. Sie ist im Augenblick deswegen besonders aktuell, weil bei den zur Zeit fast ausschließlich benutzten starren Instrumenten bisher gewisse Magenteile unübersehbar bleiben, und weil bei der Streckung des Weges: obere Zahnreihe — Kardia Gefahren für den Kranken entstehen. Der Versuch, diese Nachteile starrer Gastroskope durch biegsame zu beheben, kann bisher als mißglückt angesehen werden. Sind auch die technisch konstruktiven Schwierigkeiten vielleicht lösbar — bisher ist nur die Herstellung einer optischen Achse in einem biegsamen Rohr gelungen (Hoffmann, van der Reis) — so vermag auch ein biegsames Gastroskop die Fehler des starren Systems kaum zu vermeiden. Irgendwo an der Magenwand muß auch das biegsame Rohr anliegen, und diese Stellen müssen weiterhin unsichtbar bleiben. Je flexibler aber ein solches Instrument ist, um so leichter wird es sich in Magenfalten verfangen und, durch dauernden Kontakt der Optik mit Flüssigkeit und Schleim verschmutzt, die Sicht beeinträchtigen. Das sind die Aussichten für passiv dem Mageninnern sich anpassende Instrumente. Versieht man dieselben aber mit einer aktiv bedienbaren Führungsmechanik, dann steigt mit der Kompliziertheit auch die Gefährlichkeit des Instruments, weil die Stellung der Glieder im Magen der Beurteilung völlig enträt und grobe mechanische Verletzungen die sichere Folge sein müßten. Cobet und ich haben mittels eines Magenschlauches, in dem Metalldrahtstücke verschieblich gegeneinander angebracht waren, Untersuchungen vor dem Röntgenschirm angestellt und leider feststellen müssen, daß die mechanische Seite der Gastroskopie mit biegsamen Instrumenten fast unüberwindliche Schwierigkeiten hat und daß für die Verbesserung der Magensicht hiermit nicht viel gewonnen wird.

So müssen wir also an dem Gebrauch starrer Instrumente für die Magenspiegelung festhalten und müssen den bestehenden Mängeln durch geschickte Ausnutzung der Körperlage und der Magenbewegungen zu begegnen versuchen.

Vorteile und Nachteile des Schindlerschen und des Korbschschen Instruments.

Von starren Instrumenten kenne ich das Schindlersche und das Korbschsche Gastroskop aus eigener Erfahrung. Sie zu beschreiben erübrigt sich, nur ihre Unterschiede und ihre Vor- und Nachteile sollen besprochen werden. Mit dem Schindlerschen habe ich die weitaus meisten Magenspiegelungen ausgeführt, das Korbschsche hingegen vielfach zur Kontrolle oder bei Einführungs- und Sichtschwierigkeiten verwandt. Beide Instrumente tragen den von Elsner eingeführten Gummifinger, der beim Schindlerschen Gastroskop durch eine

Drahtspirale verstärkt und gerade, beim Korbschschen hingegen weich und mit dem unteren Metallende aus der Rohrachse um 15° abgebogen ist. Er ist bei ersterem am Mandrinrohr montiert, mit diesem entfernbar und durch das Optikrohr ersetzbar, bei letzterem ebenso wie die Lampe am Außenrohr gelegen und bei der Sicht im Magen verbleibend. Die Abwinkelung des unteren Gastroskopendes, die dem Sternbergschen Instrument entlehnt ist, hat den großen Vorteil der Nachahmung des physiologischen Verlaufs des kardialen Ösophagusendes. Die Überwindung der Kardia gelingt hiermit in einer größeren Anzahl von Fällen, als mit dem völlig geraden System. Auch die Passage der Pharynxenge wird bei kleinem Mund und hohen Oberzähnen durch die Abbiegung des Instrumentes erleichtert. Infolge des dünneren Kalibers (8,5 mm) beim Korbschschen Instrument preßt sich bei ungünstigen Mund- und Zahnverhältnissen das Außenrohr weniger dicht an die Oberzähne, so daß für den Arzt das Gefühl in den Fingern bei der Einführung häufiger erhalten bleibt als beim Schindlerschen Rohr (Kaliber 11 mm). Aus gleichem Grunde empfinden die Kranken das Liegen mit dem dünneren Korbschschen Instrument weniger unangenehm. Diesen Vorteilen stehen eine Reihe von Nachteilen gegenüber. Das Schlucken des krummen Endoskopendes mit dem sehr flexiblen Gummifinger durch die Kehlkopfenge stellt hohe Anforderungen an die Fähigkeit des Patienten, vom Fremdkörperreiz zu abstrahieren. Weil das Instrument an dieser Stelle nicht mühelos gleitet, verfängt sich der abgebogene Finger viel leichter als der gerade in den Sinus piriformes. So wird die Einführung bei engem Hals und Spasmen im Constrictor pharyngis nicht selten unmöglich, während das gerade Rohr die Enge gut passiert. So angenehm die gleichzeitige Einführung von Außen- und Optikrohr, vor allem für die Erkennung der Kardiapassage auch ist, so hinderlich ist die leichte Verschmutzung der Optik für die ungehemmte Sicht. Ähnlich wie beim Elsnerschen Instrument wirken die seitlich und vor der Optik liegenden Fensterwände des Außenrohres als Schleimfang. Sich hier verfangende Schleimpartikel sind nur schwer zu entfernen, während sie sich von der ganz glatten Schindlerschen Optik durch Drehung des Rohres an der kleinen Kurvatur und Hinterwand leicht abwischen lassen. Die Verstärkung der Lichtquelle durch Montage der Lampe in dem unten verstärkten Außenrohr des Korbschschen Instruments hat wegen der gleichzeitigen Verschmälerung des optischen Systems für die Helligkeit des endoskopischen Bildes keinen praktischen Nutzen gezeitigt. Die Schärfenzeichnung des Bildes und das Auflösungsvermögen der Optik ist aber gegenüber der Schindlerschen Optik schlechter geworden. Sowohl bei Vergleichsspiegelungen am gleichen Kranken, als auch an bekannten Phantomen (gewebtes Leinenhandtuch mit Wattefäserchen) lieferte das Schindlersche Gastroskop unter gleichen Bedingungen klarere, mehr Einzelheiten erkennen lassende, schärfere und stärker vergrößerte Bilder. Die seitliche Objektbeleuchtung beim Korbschschen Instrument fördert wohl eine gleichmäßigere Helligkeit des Gesichtsfeldes, eine Verbesserung der plastischen Wirkung wird jedoch nach unseren Erfahrungen hierdurch nicht gewonnen. Die Verminderung der Perforationsgefahr des caudalen Magenpoles durch den mehr flächenhaften Druck des sich an der Magenwand umlegenden Gummifingers ist, wie Korbsch selbst betont, auch unserer Meinung nach nicht hoch anzuschlagen. Dagegen bleibt infolge des größeren Abstandes der Optik von der unteren Magenwand (2 cm mehr als beim Schindlerschen

Gastroskop) beim Korbschschen Gastroskop ein größerer Teil der die Gastroskopspitze umgebenden Schleimhaut unsichtbar. Für die Pylorussicht ist die Hochlage des optischen Auges zusammen mit der Schleimhautabdrängung am caudalen Magenpol gelegentlich günstig. Derselbe Effekt kann aber auch beim Schindlerschen Instrument nach Armierung des Optikrohres mit einem durch einen Hartgummifinger verlängerten Lampenstück erreicht werden. Die hierzu nötige Auswechslung des Optikrohres ist zwar etwas umständlicher, aber nie störend oder gar gefährlich. Der auswechselbare Gummifinger des Schindlerschen Instruments trägt den variablen Lage- und Sichtverhältnissen im Magen viel besser Rechnung. Eine Sichtverbesserung durch Abdrängung naheliegender Magenteile (kleine Kurvatur und Hinterwand) mit dem abgebogenen Finger (Korbsch) haben wir gelegentlich beobachten können.

So haben also beide Instrumente Vor- und Nachteile. Im einzelnen Falle wird man, wenn die Vorteile überwiegen, die Nachteile mit in Kauf nehmen müssen. Beide Gastroskope ergänzen sich. Die leichtere Handhabung und die bessere Bildschärfe liegt auf Seiten des Schindlerschen, die größere Bequemlichkeit für den Kranken und die Möglichkeit, auch stärker nach links abgebogene untere Ösophagusenden überwinden zu können, ist der Vorteil des Korbschschen Gastroskops. Wir benutzen mit Erfolg beide Instrumente und lassen uns bei der Wahl des einen oder anderen von dem Überwiegen ihrer Vorteile leiten.

Allgemeine Vorbereitung, Anästhesie und Lagerung.

Für das gute Gelingen einer Gastroskopie spielt eine große, häufig die entscheidende Rolle die allgemeine Vorbereitung des Kranken und die Anästhesie. Oberster Grundsatz bei der Vorbereitung ist: Alles vermeiden, was zur Beunruhigung des Patienten beitragen kann und das Vertrauen zum Arzt zu erschüttern vermag. Dazu ist es notwendig, durch eine gute Vorbereitung sich selbst vor unvorhergesehenen Situationen zu bewahren und den Kranken in Form einer natürlichen Aufklärung vor Überraschungen zu schützen.

Notwendig ist eine genaue klinische Untersuchung von Thorax und Wirbelsäule, die Kenntnis des Ösophagusverlaufs, seiner Lagebeziehung zu Aorta, Herz und Wirbelsäule (Mehnert), des Winkels der cardialen Abbiegung und der Form und Lage des Magens. Diese topographischen Verhältnisse werden bei der ein oder zwei Tage vor jeder Gastroskopie stattfindenden Röntgendurchleuchtung festgelegt. Während dieser Untersuchungen hat der Arzt genügend Gelegenheit, sich in das Vertrauen seines Kranken zu setzen. Es ist nicht zweckmäßig, schon bei den Voruntersuchungen von der Gastroskopie zu sprechen, vielmehr empfiehlt es sich, wie wir Korbsch beistimmen, den Kranken in einem Zimmer unterzubringen, wo sich mehrere schon gespiegelte Patienten befinden. Dort wird sicher von dem Eingriff erzählt und dem Kranken von vornherein die Furcht vor einer quälenden Untersuchungsmethode genommen. Abzuraten ist jedoch vor der Unterbringung mit nur einem bereits Gastroskopierten, weil ein unzufriedener, überempfindlicher Mensch einen sehr unliebsamen, beunruhigenden Einfluß auszuüben vermag. Bei mehreren Kranken, die den Eingriff kennen, überwiegen stets die beruhigenden Elemente. Nach gründlicher Reinigung des Darmes und, wenn Retenta vorhanden sind, auch des Magens durch Spülung am Abend vor der Endoskopie, kommt der Kranke nüchtern in das zur Untersuchung gerichtete Zimmer. Die Instrumente liegen verdeckt bereit und sind vorher auf ihr Funktionieren genau geprüft. Ein Zeigen der Instrumente ist zu vermeiden. Erst jetzt oder kurz vorher erfährt der Kranke, daß eine Magenspiegelung vorgenommen werden solle, daß diese Untersuchung es gestatte, den Magen von innen zu beschauen und krankhafte Veränderungen direkt zu sehen. Die Notwendigkeit des Eingriffs sieht er leicht ein, wenn man ihm auseinandersetzt, daß die bisherige Untersuchung zur gewünschten Klärung seiner Erkrankung nicht geführt habe. Während dieser ruhig und präzis, aber durchaus freundlich und eindringlich gehaltenen Erklärungen des Arztes, die mit Geschick geführt werden müssen, hat der Kranke genügend Zeit zur Ablehnung des Eingriffs. Wir haben eine solche übrigens noch nicht in 10 Fällen bei unserem großen Material erlebt und stellen uns bei dem Eindruck des Widerstrebens der Kranken auf den Standpunkt des Gebenden, der seine Kunst irgendeinem Kranken aufzudrängen nicht gewillt ist. Wir vermeiden es aber absichtlich, den Kranken vorher besonders zu fragen, ob er eine Gastroskopie bei sich ausgeführt haben wolle, um bei ihm nicht den Eindruck zu erwecken, als bedeute der Eingriff eine besonders schwere, ja gefahrvolle Untersuchung, vor der man sich ängstigen müsse. Nach dieser Orientierung des Kranken beginnt die Rachenanästhesie nach den von Schindler gegebenen Richtlinien (10⁰/₀ Cocain. hydrochlor. und einige Tropfen Suprarenin ist allen anderen Oberflächenanästheticis überlegen). Sie hat sehr sorgfältig zu geschehen, immer unter beruhigenden Worten und fürsorglicher Erkundigung nach eventuellen Beschwerden, unter Voraussage der bei der Anästhesie auftretenden Empfindungen im Rachen (bitterer Geschmack, Pelzigsein, Engegefühl, Schluckbehinderung). Wir lassen den Kranken bei Anwesenheit des Brüningschen Spritzenrohres im Rachen frei atmen und zwischendurch Schluckbewegungen machen, damit er sich schon jetzt bei diesen Verrichtungen an das Engigkeitsgefühl im Schlunde gewöhnt. Beim ersten Anästhesierungsstrich erkennt man die bei den einzelnen Menschen ganz verschiedene Größe der Halsempfindlichkeit, der Speichel- und Schleimsekretion. Je nach Steigerung der einen oder der anderen geben wir 0,01 Pantopon oder 0,001 Atropin intramuskulär oder beides bei Beginn der Anästhesie und erreichen die uns willkommene Wirkung 10 oder 15 Minuten später bei Beginn der Einführung des Rohres. Betäubungsmittel früher zu verabreichen, halten wir für unzweckmäßig, weil eine Reihe von Kranken solche nicht braucht, die Auswahl am sichersten bei der Anästhesie selbst erfolgt, die später einsetzende somnolente Wirkung Schmerzgefühl und Aufmerksamkeit der Kranken in störender Weise beeinträchtigt und Übelkeit und unangenehme Magengefühle erst ¹/₂ Stunde und später nach Verabreichung der Narkotica eintreten. 5—10 Minuten nach Vollendung der Anästhesie, während der der Kranke das Mund- und Rachensekret dauernd ausspuckt, führen wir einen möglichst dicken 15—16 mm starken Magenschlauch ein, wobei wir besonders auf die Schwierigkeit, aber noch vorhandene Möglichkeit des Schluckens hinweisen, dasselbe eventuell üben und bei im Magen liegendem Schlauch freie Atembewegungen ausführen lassen. Wir machen dabei zur Beruhigung des Kranken auf die Leichtigkeit der Schlaucheinführung, auf die Gefühllosigkeit des Halses und die Möglichkeit der Atmung aufmerksam. Die Rosenheimsche Metallsonde halten wir für entbehrlich.

Mit einem Ewaldschen Ballon wird unter langsamem Herausziehen des Schlauches im Magen befindliches Nüchternsekret abgesaugt. Nach Lösung behindernder Kleidungsstücke erfolgt die Lagerung auf dem Tisch in linker Seitenlage nach dem Vorgange von Elsner, Schindler und Korbsch, auf deren eingehende Darstellung wir verweisen. Bei Einführungsschwierigkeiten und zur Vervollständigung der Magensicht (s. später) hat sich uns gelegentlich **die Bauchlage** des Kranken bewährt. Die Brust ruht dabei auf einer mit Watte gestopften Knierolle, der Unterbauch liegt auf dem horizontalen Tisch flach auf, während das Epigastrium zwischen Rolle und Tischplatte ein wenig gestreckt wird. Eine Stützung des Körpers durch die Hände muß im Interesse der allgemeinen Entspannung vermieden werden. Bei leicht nach hinten gebeugtem Kopf, von vorn unterstützter Stirn gleitet das Schindlersche Instrument unter Führung des zweiten und dritten Fingers der linken Hand nach einer Schluckbewegung leicht in den Oesophagus und fällt meist ohne Widerstand durch die Kardia in den Magen, wobei sich die Abdrängung des Gastroskoprohres in den rechten Mundwinkel empfiehlt. Der Vorteil dieser Lagerung ist die Streckung des kardialen Ösophagusendes, die bessere Entspannungsmöglichkeit und die bessere Beweglichkeit des Halses, die starke Achsenverkürzung des Magens und die Abrückung der Optik von der Hinterwand und der kleinen Kurvatur. Ihr Nachteil, das Hinabrinnen des Mundsekrets in die Luftröhre, kann durch Atropinisierung behoben werden. Man ist immer wieder erstaunt, mit welcher Leichtigkeit das Rohr auch bei sehr ungünstigen anatomischen Verhältnissen (Kyphose, Abknickung der unteren Speiseröhre) an der Kardia in den Magen geradezu hineinfällt. Die Orientierung im Magen muß natürlich den veränderten Lagebedingungen Rechnung tragen.

Nach vollzogener Lagerung erfolgt die Einführung des Instruments bei möglichst vollständiger Entspannung. Hierbei wird die beruhigende Beeinflussung des Kranken fortgesetzt. Der Kranke schließt die Augen und wird an den Schlafzustand erinnert, wobei eine etwas monotone Sprache des Arztes begünstigend wirkt. Sein Kopf ruht auf der Hand einer hinter dem Kranken sitzenden Person, die die Aufgabe hat, durch Einlegen eines Fingers in den linken Mundwinkel den Ablauf angesammelten Speichels zu überwachen und kleine Kopfbewegungen nach Bedarf auszuführen. Jede Unterhaltung unterbleibt, nur das Allernötigste wird gesprochen. Keine hastige Bewegung, kein erregtes Wort darf den Kranken irritieren. Das Herreichen und Wechseln der Instrumente, die auf der Rückenseite des Patienten für ihn unsichtbar gelagert sind, geschieht lautlos auf einen Blick des gastroskopierenden Arztes hin. Störungen jeder Art sind peinlichst zu vermeiden. Die Instrumente werden ohne jede Kraftanwendung mit federnden Fingerspitzen und lockerem Handgelenk der rechten Hand eingeführt, indem der Zeige- und Mittelfinger der linken Hand unter Vordrängung des Zungengrundes und der Epiglottis den Weg für den Gummifinger des Gastroskopes in den Ösophaguseingang bahnt. Nach ein oder zwei Schluckbewegungen passiert das Rohrende die Kehlkopfenge der Speiseröhre. Die Weiterführung des Instrumentes geschieht nach den von Schindler und Korbsch gegebenen Richtlinien, auf die wir verweisen.

Einführung und Einführungsschwierigkeiten.

Am leichtesten gelingt die Einführung des Gastroskops bei schlanken Leuten mit gestrecktem Thorax, wenig empfindlicher Halsschleimhaut, weiter Mundöffnung, flachen oder fehlenden Oberzähnen, weitem Rachen, ruhigem Temperament, gerader, gut beweglicher Wirbelsäule und etwas schlaffen inneren Organen. Frauen eignen sich im allgemeinen besser als Männer. Bei so günstigen Umständen wird die Kehlkopfenge leicht überwunden, der übrige Oesophagus spielend passiert und die Kardia meist ohne den geringsten Widerstand genommen. Bei ungünstigen Verhältnissen, die der Erfahrene mit einem Blick übersieht, der Unerfahrene bei der Voruntersuchung festzustellen hat, haben die Vorbereitungen zur Gastroskopie mit besonderer Sorgfalt zu geschehen, um nicht noch neue Schwierigkeiten den schon vorhandenen hinzuzufügen.

Die Schwierigkeiten der Rohreinführung können bis zur Unmöglichkeit wachsen. Ihre Gründe kennen, heißt ihre Vermeidung lernen und ihre Gefahren umgehen. Die Kehlkopfenge bildet die erste Klippe. Ein konstitutionell enger Pharynx bei kurzhalsigen, adipösen Menschen oder ein Spasmus des Constrictor pharyngis bei erregten Kranken ist ein unangenehmes Hindernis. Bei letzterem hilft häufig ruhige Aufklärung nach Herausnahme des Instruments oder Vertagung der Gastroskopie auf einen anderen Tag. Bei ersteren führt gelegentlich die Bauchlage noch zum Ziele, wenn nicht, ist die Gastroskopie unmöglich. Ein hoher Zungenrücken, häufig mit reflektorischer oder konstitutioneller Kehlkopfenge vereint, erschwert die Leitung der Gastroskopspitze und drängt sie von der Mittellinie in die seitlichen Sinus piriformes ab, so daß bei Verfangen in diesen Buchten, wozu besonders der krumme Gummifinger des Korbschschen Instrumentes neigt, der Ösophaguseingang verfehlt wird. Bei Tieflage der Epiglottis und des Kehlkopfes wird die Einführung in die Speiseröhre noch schwieriger. Gelingt der Eintritt des Gummiansatzes, so hat eine Schluckbewegung zu erfolgen. Wegen der Anästhesie kann sie bei geöffnetem Munde gelegentlich besonders beim Korbschschen Instrument mißlingen. Durch Aufklärung aber oder durch Übung des Schluckaktes während und nach der Anästhesie kommt man meist zum Ziel. Niemals darf Gewalt angewendet werden. Ist die Überwindung der Kehlkopfenge mit leichter Hand unmöglich, so gebe man die Versuche auf. Zu einer erneuten Einführung, eventuell nach mehrtägiger Atropinisierung, ist zu raten. Das weitere Vorschieben im Oesophagus kann behindert werden, wenn der Weg: obere Zahnreihe — Kardia nicht in eine Gerade gestreckt werden kann. Mangelhafte Mundöffnung, hohe Oberzähne sind die Gründe dafür, daß das Endoskop scharf an den Oberzähnen schleift oder sich in einer Zahnlücke verfängt. Beide Umstände setzen das feine palpatorische Gefühl der einführenden Hand so weit herab, daß sich der Widerstand an der Kardia nicht mehr beurteilen läßt. Der Verlust des palpatorischen Gefühls bedeutet aber die größte Gefahr für den Kranken wegen der Unmöglichkeit, Kardiaverletzungen zu vermeiden, und zwingt zur Aufgabe der Gastroskopie. In der Umgehung dieser Schwierigkeiten ist das Korbschsche Instrument dem Schindlerschen überlegen, weil es sich infolge der Abbiegung des Schnabels und des geringeren Durchmessers viel seltener als das gerade Rohr an die Oberzähne fest anlegt. Auch die Bauchlage hat hierbei gegenüber der linken Seitenlage Vorteile. Die Aorten- und Bifurkationsenge bietet meist

2*

kein Hindernis, nur bei Vergrößerungen des linken Vorhofs oder Kyphosen der Brustwirbelsäule stößt das Rohr hinten an der Wirbelsäule an, wobei die Kranken ein bohrendes Gefühl im Rücken empfinden. Manchmal hilft nach Herausnahme des Rohres eine Korrektion der Lage mit Streckung der Wirbelsäule, manchmal die Einnahme der Bauchlage, gelegentlich fruchten aber alle Bemühungen nicht, so daß die Untersuchung abgebrochen werden muß. Kraftanwendung zur Überwindung des Widerstandes ist dringend zu widerraten. Die gefährlichste Klippe ist die Kardia. Schon bei günstigen Verhältnissen bietet sie einen geringen, aber deutlichen Widerstand, der mit größerer Linksabbiegung des unteren Oesophagusendes wächst. Zur Kontrolle unseres Tastvermögens benutzen wir gern beim Schindlerschen Instrument die Verschieblichkeit des Mandrinrohres, das sich durch das Außenrohr vorschiebt, wenn die Gummispitze unten aufstößt. Grundbedingung hierfür ist ein ungehindertes Gleitvermögen des Optik- und Mandrinrohres im Außenrohr. Instrumente, die diese Bedingung wegen leichter Verbiegung, Quellung des Gummifingers oder nicht passender Lampe nicht erfüllen, weise man zurück, weil sie die Sicherheit der Einführung vermindern und die Gefahr für den Kranken erhöhen. Wir verhindern ein Herausgleiten des Mandrinrohres mit der Hohlhand (Schindler) nicht, sondern beachten die Innenrohrbewegung sehr gewissenhaft und halten den Kardiawiderstand für unüberwindbar, wenn die Einführung des Instruments nicht ohne Druck auf das Innenrohr gelingt. Die Rohrpassage an der Kardia darf niemals durch Anwendung von Gewalt erzwungen, nur durch Lageänderungen des Gastroskops oder des Patienten erreicht werden. Eine leichte Drehung des Instruments, ein stärkeres Abdrängen in den rechten Mundwinkel, Vornahme der rechten Schulter, Lagekorrektur des Kranken nach Herausnahme des Rohres (Katzenbuckel oder Streckung der Wirbelsäule), erneute Einführung in Bauchlage sind erlaubte Maßnahmen zur Überwindung der Kardiaenge. Häufig gelingt die Untersuchung an einem anderen Tage besser, besonders dann, wenn nicht ungünstige anatomische Verhältnisse, sondern krampfartige Muskelkontraktionen an der Kardia den Durchtritt verhindern. Je länger die Einführung dauert, um so eher kommen Spasmen zustande. Mit geschultem und schnellem Handeln kommt man ihnen am besten zuvor. Sind sie erst vorhanden, so versuche man statt langen Probierens lieber nach mehrtägiger Atropinvorbereitung erneut die Einführung.

Beurteilung der Magenlage des Instruments.

Nach Schindler tritt die Spitze des Gastroskops durch die Kardia in dem Augenblick, wo die erste Marke des Schaftes die obere Zahnreihe streift. Bei der zweiten Marke soll das starre Rohr in den Magen eingetreten sein. Nach Korbsch zeigt die Lage der Marke an der Zahnreihe die Kardiapassage der Optik an. Beide Instrumente werden weiter vorgeschoben, bis der Widerstand der großen Kurvatur fühlbar ist. Das ist der für die meisten Fälle gangbare Weg. Die Markierung am Rohr stimmt aber nur für den Durchschnittsthorax, so daß bei langem oder kurzem Brustkorb oder bei Verfangen der Gummispitze in einer Magenfalte sich schlecht beurteilen läßt, ob im Augenblick des Innenrohrwechsels (Schindlersches Gastroskop) das Gastroskop die Kardiaenge passiert hat und Verletzungen dieser Stelle sicher vermeidbar sind. Korbsch umgeht diese Klippe dadurch, daß er keinen Rohrwechsel benötigt und in jedem Augenblick durch Drehung des Optikrohres um 180⁰ und Schließung des Lichtkontaktes nach Einblasung von Luft die Speiseröhre- oder Magenlage seines Endoskops erkennen kann. Die Speiseröhrenschleimhaut ist blaß und glatt, die Magenschleimhaut röter und faltenreich. Leider wird dieser große Vorteil des Korbschschen Instrumentes durch die leichte Verschmutzbarkeit der Optik häufig illusorisch gemacht. Dann hilft vielfach weiteres Lufteinblasen. Bei Oesophaguslage steigt die Luft mit hellem Geräusch nach oben, bei Magenlage bleibt sie im Magen. Auch beim Schindlerschen Instrument führen die bei der Einblasung von Luft entstehenden akustischen Phänomene häufig schon zu einem Urteil über die Lage der Gastroskopspitze. Falls hierdurch eine Klärung nicht möglich ist, muß man zur Sichtkontrolle schreiten. Zu diesem Zwecke zieht man das Mandrinrohr um 5 cm zurück, schiebt das Außenrohr dieselbe Strecke, aber auf keinen Fall weiter vor und vertauscht dann unter absoluter Ruhigstellung des Gastroskops das Mandrinrohr mit dem Optikrohr, wobei es besonders darauf ankommt, daß für die letzten 3 cm das Außenrohr über das Innenrohr zurückgezogen wird, damit Verletzungen am Hiatus beim Heraustreten des Optikrohres vermieden werden. Kurz bevor das Optikrohr die schützende Hülle des Außenrohres verläßt, wird etwas Luft eingeblasen. Dann ist das Gastroskop sichtbereit, so daß man im Augenblick jeder weiteren Lufteinblasung zu beurteilen vermag, ob man es mit Magen- oder Speiseröhrenschleimhaut zu tun hat. Bei strenger Beachtung der Kautelen beim Rohrwechsel ist diese Sichtkontrolle durchaus erlaubt und ungefährlich. Gelegentlich sieht man sogar die Kardia als dunkles Loch ins Gesichtsfeld treten, ein Zeichen dafür, daß sie seitlich von der Gastroskopspitze liegt und mit Wahrscheinlichkeit nicht passierbar ist.

Gefahren der Einführung und Gefährlichkeit der Gastroskopie.

Die Kenntnis der Einführungsschwierigkeiten und ihre Beherrschung ist das A und O des Gelingens einer Gastroskopie. Bei keiner anderen endoskopischen Untersuchung ist der Weg zum Erfolgsorgan so lang und so schwierig zu passieren, wie bei der Magenspiegelung. Verletzungen des Weges sind auch bei anderen Endoskopien vorgekommen. Bei keiner derselben, außer vielleicht bei der Ösophagoskopie und der Tracheoskopie sind die Folgen nach einer Verletzung so schwer und die Aussichten chirurgischen Handelns so trostlos wie bei der Magenspiegelung (Burak, Kümmel, Specht). Darum müssen Läsionen der Speiseröhre auf alle Fälle vermieden werden. Auf die Gefahrenpunkte sind wir oben eingegangen. Es sind die physiologischen Engen und besonders die Kardia. Schon ganz oberflächliche Verletzungen des Hypopharynx können in seltenen Ausnahmefällen (Amersbach) tödlich verlaufen. Meist führen nur schwerere Kontinuitätstrennungen der Speiseröhrenwand zu Unglücksfällen. Sie fallen sicher nicht der Methode zur Last, sondern gehen auf Rechnung der Außerachtlassung von Kontraindikationen und sind Unvorsichtigkeiten bei der Einführung zuzuschreiben. Ich kann mir die Aufzählung der in der Literatur bekannten Zwischenfälle hier ersparen (Dax, Sauerbruch u. a.). Hübner hat erst vor kurzem in dankenswerter Weise eine Zusammenstellung derselben veröffentlicht, die jedoch, wie alle solche Zusammenfassungen, daran krankt, daß sie unvollständig ist, weil die einzelnen Untersucher ihre Unglücksfälle lieber verschweigen, als sie der Literatur zu übergeben. Auch die sonst so verdienstvolle Statistik Hübners über die Mortalität nach Gastroskopien leidet unter dem gleichen Fehler. Mehrere große, mir bekannte Untersuchungsreihen fehlen in dieser Aufstellung (Buchholz, Niekau). Immerhin geben die zusammengetragenen Zahlen ein annäherndes Bild der Gefährlichkeit der Magenspiegelung. Wenn auf eine Gesamtzahl von 3627 Gastroskopien 9 Unglücksfälle kommen, d. h. eine Gesamtmortalität von $0,27^0/_0$ zu verzeichnen ist, so ist das gewiß ein gutes Ergebnis für eine Methode, deren Ausbau eigentlich erst in den letzten 10 Jahren erfolgt ist, berechtigt jedenfalls nicht zur Ablehnung dieser Untersuchungsart (Sauerbruch). Die Tatsache, daß Untersuchungsreihen von mehreren hundert Fällen, wie die von Hohlweg, Gutzeit und Rahnenführer völlig ohne Unglücksfälle verlaufen sind, fordert vielmehr energisch dazu auf, die Methode weiter zu verbessern, noch strengere Kontraindikationen zu stellen und größtmöglichste Vorsicht walten zu lassen.

Wir halten es deshalb auch grundsätzlich für abwegig, seinen Ehrgeiz darein zu setzen, einen hohen Prozentsatz gelungener Einführungen zu erreichen. Ein viel erstrebenswerteres Ziel ist es, die Einführung auf alle Fälle ohne Gefahr für den Kranken durchzuführen und niemals etwas zu riskieren. Man muß sich von vornherein darüber klar sein, daß sich ein nicht ganz kleiner Teil von Menschen aus oben beschriebenen Gründen zur Gastroskopie nicht eignet, und daß man leichtfertig mit dem Leben solcher Leute spielt, wenn man seinen Ehrgeiz vor die sachlichen Erwägungen der Einführungsmöglichkeit stellt. Wir haben diese Richtlinien, immer den Kranken, niemals das kranke Organ in den Mittelpunkt unseres Interesses und unserer Fürsorge stellend, auf den ausdrücklichen Wunsch meines hochverehrten Chefs, Herrn Professor Stepp, besonders gepflegt und haben es wohl dieser Einstellung zu danken, daß wir bei über 500 Gastroskopien keinen Zwischenfall erlebt haben. Wir werden uns weiterhin besonders bemühen, auf Grund unserer größeren gastroskopischen Erfahrungen unsere Vorsicht nur noch zu verstärken, statt sicher gemacht durch das Fehlen von Unglücksfällen unsere Fertigkeiten im Interesse einer größeren Prozentzahl gelungener Einführungen zu mißbrauchen. Dementsprechend ist die prozentuale Einführungsquote in unserem Material kleiner als bei allen anderen Untersuchern. Einer Streckungsmöglichkeit des Oesophagus von $95—96^0/_0$ (Schindler, Hübner, Hohlweg) aller Menschen haben wir nur $85^0/_0$ gelungener Einführungen entgegenzusetzen. Etwa zwei Drittel dieser Fälle gestattete nur eine allgemeine gute Magensicht, während im letzten Drittel größere Teile des Magens und vor allem der Pylorus nicht einstellbar waren. Dabei sind wir uns bewußt, daß die Einführung des Gastroskops und die Erreichung einer besseren Magensicht auch noch bei einer Reihe von Leuten möglich gewesen wäre, bei denen wir die Magenspiegelung abgebrochen haben.

Eignung zur Ausübung der Magenspiegelung.

Aus unserer ganzen Einstellung zur Gastroskopie und aus unseren Ausführungen über die Gefährlichkeit der Magenspiegelung ergibt sich auch die Antwort auf die so gern gestellte Frage: Wer darf gastroskopieren? Schindler hält Leute mit „weicher" Hand, die den Katheterismus und die Cystoskopie beim Manne beherrschen, zur Gastroskopie geeignet, Korbsch hingegen verlangt ein an Bougierversuchen geprüftes Tastgefühl, ein erhebliches Orientierungsvermögen und ein farbenempfindliches Auge. Alle diese Eigenschaften sind natürlich nötig zum Magenspiegeln. Woran man sein Tastgefühl prüft, ist an sich völlig gleichgültig. Die Widerstände im Oesophagus sind andere als die in der Harnröhre oder im Sphincter vesicae. Daß man cystoskopieren kann und daß man mit endoskopischen Instrumenten umzugehen weiß, ist zur Eignung für die Gastroskopie eine Notwendigkeit. Die Orientierung im Magen hat jeder von uns auch erst lernen müssen, sie ist durchaus leicht, wenn man sich über die Art des endoskopischen Sehens klar ist und wenn man nach genauem Studium der gastroskopischen Lehrbücher mit den anatomischen Verhältnissen vertraut ist. Viel wichtiger aber als diese selbstverständlichen Vorkenntnisse für jede Endoskopie ist es, daß der gastroskopierende Arzt in der genauen Kenntnis der Gefahren, die die Methode hat, nichts zu erzwingen versucht, daß er seinen Ehrgeiz so weit zu beherrschen vermag, daß er die begonnene Gastroskopie in jedem Augenblick auch vor der Feststellung der sehnlichst erwarteten diagnostischen Ergebnisse abzubrechen in der Lage ist. So und nur so hat er die Eignung zur Gastroskopie und wird sie ohne Gefahr durchführen können.

Indikationsstellung zur Gastroskopie.
Demonstrationsgastroskopie.

Den Versuch, zu gastroskopieren, halte ich ebenso wie Korbsch in allen Fällen für erlaubt, in denen man auch die dicke Schlundsonde anwenden darf. Ob der Versuch glückt, läßt sich nie mit absoluter Sicherheit voraussagen. Darum ist die Gastroskopie auch keine Untersuchungsmethode, die man vor einem großen Kreise demonstrieren soll, besonders aber nicht an Kranken, die man nicht genügend kennt und die noch nicht gastroskopiert worden sind. Der begreifliche Ehrgeiz des Gastroskopierenden, im entscheidenden Augenblick die Magensicht zu erreichen, die erhöhte innere Spannung des Arztes und des Bedienungspersonals, die erhöhte Erregung des Kranken und meist ungewohnte örtliche Verhältnisse sind der gefahrlosen Durchführung der Gastroskopie sehr hinderlich. So ist auch ein verhältnismäßig hoher Prozentsatz der Unglücksfälle bei Demonstrationsgastroskopien zu beklagen gewesen (Stieda, Sternberg). Man sollte es grundsätzlich ablehnen, einem größeren Kreis von Schaulustigen Gastroskopien vorzumachen. Davon hat weder der Kranke, noch der Gastroskopierende, noch der Zuschauer Nutzen. Wer gastroskopieren lernen will, sehe sich die Spiegelung dort an, wo sie auch sonst als gebräuchliche Untersuchung ausgeführt wird und erlerne sie dort, wo erfahrene Ärzte täglich magenspiegeln. Nur dort kann er alle Schwierigkeiten und Vorteile der Methode kennen lernen, nicht aber in einer Demonstrationsgastroskopie, wo es darauf ankommen soll, daß eine begonnene Magenspiegelung nun auch wirklich gelingt.

Optische Probleme.

Um ein Urteil darüber zu gewinnen, was wir von einer direkten Besichtigung der Magenschleimhaut für die Diagnose der Magenkrankheiten zu erwarten haben, muß man sich der Erkennungsgrenzen bewußt sein, die durch die Art und die Anordnung des benutzten optischen Systems und seine Lage zu den einzelnen Magenteilen gegeben sind. Die Abweichung des Magens von der Kugelform macht das endoskopische Sehen im Magen schwieriger als in der Blase. Während man bei der Cystoskopie fast alle Schleimhautteile ziemlich gleich nah betrachten kann, liegen bei der Magensicht die einzelnen Abschnitte des Mageninneren je nach Stellung des Gastroskops und Aufblähungsstärke ganz verschieden weit von der Optik entfernt, so daß sie bei Optiknähe vergrößert, bei größerer Entfernung verkleinert erscheinen. Die hierdurch hervorgerufenen Verzerrungen erschweren die Orientierung und die Beurteilung der Größenverhältnisse des Gesehenen. Der Erlernung dieser eigenartigen Sichtbeurteilung stehen jedoch keine Schwierigkeiten entgegen, wenn man über die Einführungstiefe des Instruments und die Prismastellung unterrichtet ist. Zur Übung in der Orientierung und Größenbeurteilung empfiehlt sich die Benutzung eines formalingehärteten Magenmodells. Wegen der Einzelheiten dieser Verhältnisse verweise ich auf die genaue Beschreibung im Schindlerschen Lehrbuch der Gastroskopie. Die Anwendung von Luft als optischem Medium — Wasser eignet sich zur Magenfüllung wegen schnell auftretender Trübungen infolge von Sekret und Schleim nicht — zwingt uns, die durch die Feuchtigkeit und den Schleimbelag der Schleimhaut bedingten Lichtreflexe mit in Kauf zu nehmen. Letztere können gelegentlich stören. Wenn man jedoch wechselnde Aufblähungsgrade und Bewegungsphänomene (s. später) für die Sichtverbesserung systematisch benutzt, so können die Schleimhautreflexe zur Erkennung von feineren Oberflächenunebenheiten auch nützlich sein. Wir benutzen sie gern, um Aufrauhungen, feinere Körnelungen, Furchungen und glasige Schleimbeläge besser zu erkennen. Das ist um so wichtiger, als die gastroskopische Optik, auch wenn die Beleuchtung, wie beim Korbschschen Instrument, von der Seite her erfolgt, eine geringere Plastik vermittelt als die cystoskopische, die infolge geringerer Rohrlänge und kleineren Objektabstandes hinsichtlich ihres Auflösungsvermögens der gastroskopischen überlegen ist. Was jedoch die gastroskopische Optik an Einzelheiten zu übermitteln vermag, kann man leicht bei der Betrachtung eines bekannten Gegenstandes extra corpus, z. B. eines Leinenhandtuchs, ermessen. Bei einem Abstand von 6—8 cm lassen sich die einzelnen Maschen des Gewebes wie mit bloßem Auge unterscheiden, bei weiterer Annäherung löst die Optik jede Masche in viele sehr scharf und deutlich sichtbare Einzelfädchen auf, aus denen jeder gröbere Leinenfaden zusammengesetzt ist. Auch Höhenunterschiede von Bruchteilen von Millimetern, die das unbewaffnete Auge nicht wahrzunehmen vermag, werden sichtbar. Das dürfte den Anforderungen genügen, die wir an eine endoskopische Untersuchungsmethode stellen können. Eine mikroskopische Schleimhautuntersuchung liegt nicht im Wesen der Endoskopie. Die Magensicht gestattet die Erkennung von Schleimhautareolae und von Ausführungsgängen in der Nähe und von Oberflächenveränderungen durch pathologische Unebenheiten auch bei optikfernen Partien. Das reicht für die Beurteilung des Schleimhautreliefs völlig aus. Die Farbenerkennungsmöglichkeit ist gegenüber der Blase bei der Magenschleimhaut an sich schon durch die vorherrschenden roten Farbentöne beeinträchtigt, wird aber dadurch noch schwieriger, daß nicht alle Schleimhautteile gleichmäßig hell· beleuchtet sind. So kann man diagnostisch nur bei größerer Übung mit diffusen Rötungen und Abblassungen etwas anfangen (Schindler). Gewöhnlich aber hat man es mit nebeneinander liegenden Farbendifferenzen zu tun, die zu erkennen auch dem weniger Geübten meist keine Schwierigkeiten bereitet. Wen der rote Farbenton stört, kann außerdem durch Vorschalten von Farbenfiltern natürlichere Farben erzeugen (Hübner). Wir sind von den Filtern wegen der allgemeinen Verdunkelung des Gesichtsfeldes wieder abgekommen. Sie sind unserer Meinung nach entbehrlich. So können wir im ganzen mit der bisherigen Lösung des optischen Problems bei der Gastroskopie zufrieden sein. Die Erkennung von Oberflächenfarbe und Relief ist — einige Übung vorausgesetzt — gut. Den Vergleich mit den Erkennungsmöglichkeiten bei der Cystoskopie hält die Gastroskopie natürlich nicht aus (Hübner). Doch nicht die Methode, sondern die Organlage und die Organgestalt ist daran schuld, daß zwischen Blase und Magen Sichtunterschiede bestehen. Auch die Cystoskopie hat ihre diagnostischen Grenzen, die Gastroskopie hat sie ebenfalls. Beide wollen und dürfen nichts weiter darstellen als einen einzigen, aber wichtigen Baustein im diagnostischen Gebäude der Erkrankungen des uropoetischen Systems und des Magens.

Größe der Magenübersicht und Sichtverbesserungen.

Ein empfindlicher Mangel der Gastroskopie, der eine Reihe von Klinikern zur Ablehnung der Methode mitbestimmt hat, ist die durch die Lage und Form des Magens und die Richtung und Unverschieblichkeit des Einführungsweges gegebene Unvollständigkeit der endoskopischen Magenübersicht. Unsichtbar bleiben wegen der von Elsner und Schindler geschilderten anatomischen Verhältnisse ein Streifen der Korpushinterwand, ein Stück des absteigenden Schenkels der kleinen Kurvatur, ein kranial von der Kardia gelegener Teil der Fornix, die durch die Wirbelsäule verdeckte Hinterwand und die durch den überhängenden Magenwinkel verdeckte kleine Kurvatur des Antrum. Auch die Pylorussicht, so schön sie vielfach gelingt, macht bei Hoch- oder Tieflage, bei Abbiegungen nach vorne und nach hinten nicht selten Schwierigkeiten. Letztere vermehren sich noch in kaum übersehbarem Maße, wenn die Magenform von der Norm abweicht. So ist bei Hängemägen wegen des starken Ansteigens des Pyloruskanals und bei hochliegenden Stierhornmägen wegen der großen Entfernung des Antrum- und Pylorustrichters von der Optik die Pylorussicht bis zur Unmöglichkeit erschwert. Ebenso vermögen Kaskaden- und Sanduhrmägen die endoskopische Sicht der caudalen Magenabschnitte zu verhindern. Dazu kommen weitere Schwierigkeiten, wenn die Wirbelsäule die Hinterwand des Magens stark ventralwärts einbuchtet, wenn Kot- oder Luftfüllungen benachbarter Darmabschnitte die Magenwand eindellen oder Tumoren von außen her imprimieren. Hierdurch entstehende Taschen und Vorsprünge, wie sie auch bei Schwellungen und Spasmen der Magenwand vorkommen, versperren die Aussicht auf entfernter liegende Schleimhautteile. Diese unvorhergesehenen Hinderungen machen dem Anfänger die größten Schwierigkeiten und lassen ihn auf die Methode verzichten, ohne sie eigentlich zu kennen und zu beherrschen. Auch der fernstehende Kritiker wird sich leicht von ihr abwenden, wenn er die pathologischen Veränderungen nicht in allen ihren Teilen zu Gesicht bekommt. Unglücklicherweise sind es gerade die kranken und in ihrer Form veränderten Mägen, die größere Teilgebiete und häufig die wichtigsten nicht erkennen lassen. Ich halte es für nötig, auf diese besonderen diagnostischen Schwierigkeiten bei der Endoskopie des kranken Organs hinzuweisen, weil man nach den früheren methodischen Darstellungen leicht auf den Gedanken kommen könnte, daß der kranke Magen für die Gastroskopie ähnliche Verhältnisse böte wie der gesunde.

Zum Glück werden die Schwierigkeiten der Sicht in der Regel durch eine Reihe von Faktoren wenigstens zum Teil ausgeglichen: Die Peristaltik, die Atemmitbewegung des Organs und die Lageverschieblichkeit des Magens sind uns willkommene Hilfsmittel zur Vervollständigung der Magensicht. Die Peristaltik führt bei schlaffen, ruhenden Mägen unsichtbare Teile besonders plastisch vor das optische Auge, der Pylorus erscheint und verschwindet, er öffnet und schließt sich. Die kleine Kurve und die Hinterwand des Antrums treten auf jeder Faltenhöhe ins Gesichtsfeld und geben sich in den verschiedensten Perspektiven zu erkennen, Falten kommen und gehen. An den peristaltischen Einschnürungsringen legt sich die Schleimhaut in Längsfalten, um sich zwischen ihnen wieder zu glätten. So werden Schlüsse über die Faltbarkeit der Schleimhaut, über ihre Konsistenz möglich und das Mageninnere gewinnt erst Leben durch die Art der peristaltischen Wellenabläufe. Tiefe In- und Exspirationen verändern das Magenlumen und bedingen Verschiebungen der einzelnen Magenteile zueinander. Wir benutzen sie gern für die Sichtbarmachung der kleinen Kurvatur des Korpus und des Winkels und der angrenzenden Hinterwand, sowie für die Verbesserung der Antrumsicht und zur Verkleinerung des der Gastroskopspitze anliegenden und verborgen bleibenden kreisförmigen caudalen Magenteils.

Die Ausnutzung der Lageverschieblichkeit des Magens, der zwischen Kardia und Pylorus frei aufgehängt ist, wird gerade dem Anfänger schwer, weil es gefahrvoll erscheint, einen Menschen mit liegendem Gastroskop Bewegungen ausführen zu lassen. Auch dem geübten Untersucher sind Spontanbewegungen des Kranken während der Gastroskopie stets beklemmende Zwischenfälle, zumal einige der in der Literatur beschriebenen Oesophagusrupturen dem plötzlichen Herumwerfen des Kranken von einer auf die andere Seite zuzuschreiben sind. Aus den Arbeiten Sternbergs haben wir aber gelernt, daß nach Einübung des Patienten die bewegliche Magenspiegelung möglich ist. Trotz dieser Kenntnis hat mich die aktive Eigenbewegung des Kranken stets mit Sorge erfüllt, und so habe ich mich nicht entschließen können, davon Gebrauch zu machen, obwohl ich mir vorstellen kann, daß man mit dieser Methode die Sichtverhältnisse zu verbessern vermag. Eine Untersuchungsart, bei der der in günstiger Lage gestreckte Oesophagus infolge unübersehbarer Spannungen und Zerrungen rupturieren kann, erscheint uns unärztlich, denn sie schafft Unsicherheiten des ärztlichen Untersuchers und Gefahren für den Kranken, die im Interesse der Gastroskopie vermieden werden müssen. So sehr wir also aktive Bewegungen des Kranken im Interesse der Gefahrenherabsetzung der Gastroskopie auszuschalten bemüht sind, so müssen wir die Lageverschieblichkeit des Magens auf anderem Wege zur Sichtverbesserung ausnutzen. Wir verwenden passive Lageänderungen. Korbsch benutzt für die Pylorussicht die Beckenhochlage, für die Fornixsicht die Kopfhochlage mit gutem Erfolg. Die Senkung und Hebung des Kopfteiles des Untersuchungstisches, auf dem der Kranke in linker Seitenlage ruhig gelagert ist, ist bei Vermeidung aktiver Körperbewegung völlig ungefährlich und verbessert auch nach unseren Erfahrungen die Sicht um ein Beträchtliches. Außer dieser Veränderung der Sagittalebene des Körpers verwenden wir gern noch eine Verschiebung der Frontalebene des Kranken, indem wir seinen Oberkörper um eine der linken Axillarlinie entsprechende Achse nach vorn oder nach hinten neigen, so daß einmal eine halbe Bauchlage, das andere Mal eine unvollkommene Rückenlage entsteht. Hierbei kommen die kleine Kurve des Antrums und des Korpus und ihr naheliegende Teile der Hinterwand, auch der Pylorus und gelegentlich auch Vorderwandteile des Antrums, die sich bis dahin der Sicht entzogen, klar vor das optische Auge. Schnelle und gefährliche Eigenbewegungen des Patienten werden dabei vermieden, der Patient wird vielmehr passiv durch eine Schwester nach vorn oder nach hinten ganz langsam geneigt, wobei wir beliebig oft anhalten lassen, wenn bisher schlecht übersehbare Magenteile ins Gesichtsfeld treten. So kann man schließlich fast alle Magenteile nacheinander betrachten. Genügt diese Hilfe noch nicht, so verwenden wir nach Entfernung des Rohres die Bauchlage, über deren Vorteile wir oben gesprochen haben. Nützlich kann es sein, während der Gastroskopie die Bauchdecken einziehen zu lassen oder mit der linken Hand die Bauchdecken des Kranken einzudrücken oder seitlich zu verschieben. Auf diese Weise können wir den ganzen Antrumkanal am Endoskopauge vorbeipassieren lassen, ohne das Gastroskop selbst verschieben zu müssen.

Alle diese Kunstgriffe habe ich fast bei jeder Gastroskopie mit großem Nutzen angewandt. Tut man das nicht, so verschließt man sich eine große Chance, den Magen völlig übersehen zu können. Setzt die Peristaltik nicht gleich ein, so warte man mit Geduld und man wird erstaunt sein, wie sich plötzlich der Vorhang lüftet und aus dem Dunkel schön beleuchtete Schleimhautteile sich offenbaren. Dem Kranken nützt man mit dem schnellen Abbrechen einer resultatlosen Gastroskopie nichts. Ob eine Untersuchung 5 oder 15 Minuten dauert, spielt, wenn das Rohr im Magen liegt, keine wesentliche Rolle. Sehen wir doch, daß erregte Kranke in dem Augenblick ruhig werden, in dem das Rohr durch die Kardia hindurchtritt. So ist es nötig, alle Kunstgriffe der Sichtverbesserung bei schlecht übersehbaren Mägen völlig zu erschöpfen. Erst dann wird die Endoskopie des Magens zu einer Untersuchungsmethode, deren Anwendung sich lohnt.

Aussichten für die diagnostische Ausbeute der Gastroskopie.

Gastritisdiagnose.

Oberflächenfärbung, Innenrelief, Substanzdefekte der Schleimhaut, Bewegungsphänomene, Schleimbeläge sind die Kriterien, deren Beobachtung im Gastroskop die Diagnostik der Magenkrankheiten zu erweitern vermag. Keine andere Magenuntersuchungsmethode ist imstande, uns die Kenntnis dieser Verhältnisse in ihrer Gesamtheit zu vermitteln.

„Die Diagnose der chronischen Magenentzündungen dürfte die wichtigste Aufgabe der Gastroskopie sein. Sie ist mit keiner anderen Methode möglich." Aus diesen Worten Schindlers ist der Wert der Gastroskopie für die Gastritisdiagnose klar ersichtlich. Nun werden Rötungen, Schleimbeläge, Flüssigkeitsdurchtränkung der Schleimhaut als katarrhalische Veränderungen gedeutet. Solche Zustandsbilder der Schleimhautoberfläche brauchen aber pathologische Bedeutung nicht zu haben (Lubarsch), sie können auch als Reaktionen des Gefäßapparates auf psychische, lokal mechanische Insulte, auf Würg- und Preßbewegungen und ähnliches mehr auftreten und, wie wir das von anderen Schleimhäuten und Bindehäuten (Nase, Auge) kennen, individuell ganz verschieden stark sein. Noch gibt es nur vereinzelt pathologisch-anatomische Erfahrungen über das Oberflächenaussehen, vor allem die Schleimhautfarbe bei leichteren katarrhalischen Schleimhauterkrankungen des Magens, und nur vereinzelt liegen bisher pathologisch-anatomische Bestätigungen von gastroskopisch diagnostizierten Gastritiden vor. Die Erfahrungen der Gastroskopiker über die Richtigkeit ihrer aus so geringfügigen Oberflächenveränderungen gestellten Gastritisdiagnosen können bei einer erst so kurze Zeit geübten Magenuntersuchungsmethode nur gering sein. Und so entfernen wir uns durch solche mehr subjektiven Deutungen recht weit von den pathologisch-anatomischen Grundlagen. Letztere müssen vielmehr, sollen unsere Schlüsse richtig werden, erst geschaffen werden. Solche Unsicherheiten in der gastroskopischen Gastritisdiagnostik sind wohl auch der Grund, daß manche Untersucher sehr viele, andere wenige Gastritiden erkennen (Sons), daß die einen (Korbsch, Hohlweg) die Gastritis zum Ulcus zugehörig betrachten, die anderen einen Kausalzusammenhang zwischen Geschwür und Magenkatarrh ablehnen (Schindler, Schüller). Diese zu zweifelhaften Deutungen führenden Befunde sind der Klärung durchaus wert, soll die Gastroskopie ihrer diagnostischen Hauptdomäne, der Erkennung der chronischen Gastritis, gewachsen sein. Um die Gastroskopie auf eine breitere anatomische Grundlage zu stellen, habe ich die Konstruktion eines Gastroskops angeregt, mit dem es möglich ist, von zweifelhaften Stellen der Schleimhautoberfläche kleine Stückchen zu exstirpieren. So wird es mit der Zeit gelingen, für bestimmte Oberflächenveränderungen sichere anatomische Unterlagen zu schaffen. Nur so wird es möglich sein, eine anatomisch begründete Oberflächendiagnostik zu treiben. Ganz anders steht es natürlich mit den gröberen Schleimhautveränderungen. Wulstungen, Furchungen, grobe Farbenabweichungen, Granulierungen, Exulcerationen sind als Ausdruck gastritischer Vorgänge schon jetzt, auch ohne jedesmalige anatomische Kontrolle, mit Sicherheit erkennbar. Doch auch bei so gewaltigen Alterationen der Schleimhaut ist es vielfach nicht möglich, zu entscheiden, ob man es mit einem noch aktiven Entzündungsprozeß zu tun hat, oder ob man vor einem ruhenden Restzustand einer abgeklungenen Gastritis steht. Zur Wertung für die Schwere der Erkrankung und für die Therapie dürften solche genaueren Kenntnisse des Stadiums eines Entzündungsprozesses nicht gleichgültig sein.

So werden wir also bei dem heutigen Stande der Gastroskopie Gastritiden, die mit stärkeren Oberflächenveränderungen einhergehen, sicher als solche erkennen können, wir werden jedoch bei der Diagnose leichterer Katarrhe, vor allem bei der Wertung von Rötungen und Schleimbelägen vorläufig außerordentlich vorsichtig sein müssen, um nicht eines Tages nach Festigung unserer Kenntnis durch anatomische Belege wieder zurücknehmen zu müssen, was bei kritischer Betrachtung auch heute noch in der gastroskopischen Gastritisdiagnostik kein Sicherheitsrecht besitzt.

Ulcusdiagnose.

Die Ulcusdiagnose hat durch die Gastroskopie eine sichere Förderung erfahren, und weitere Fortschritte sind mit Verbesserung der Methode zu erwarten. Weil nicht alle Magenteile zu übersehen sind, ist der negative Befund nicht beweisend. Ulcera der kleinen Kurvatur und der Hinterwand können der Sicht entgehen. Dafür werden aber anders lokalisierte Ulcera und die das Ulcus so gern begleitenden Entzündungserscheinungen der Schleimhaut gastroskopisch besonders gut erkannt. Mit keiner anderen Untersuchungsart läßt sich der Heilungsverlauf resp. die Verschlimmerungstendenz eines Ulcus über längere Zeit verfolgen, und so sind wir endlich in der Lage, die Wirkung oder die Wirkungslosigkeit der eingeschlagenen Therapie zu ermessen und sicher zu entscheiden, ob die Therapie zum Ziele führt oder ob die Operation geraten erscheint. Die Heilung eines vorhandenen Ulcus oder der Eintritt ins Latenzstadium ist weder aus dem Beschwerdekomplex, noch aus dem Röntgenverfahren mit Sicherheit zu erschließen. Sichere Auskunft hierüber gibt nur die direkte Besichtigung. Im Wesen einer Oberflächendiagnostik liegt es, daß die Beurteilung der Tiefenausdehnung eines Magenwanddefektes nicht möglich ist. Ob ein echtes Ulcus rotundum, ob tiefere Erosionen oder oberflächlichere Defekte vorliegen, können wir vielfach nicht direkt feststellen, vermögen es jedoch aus dem Oberflächenbild und unter Heranziehung anderer Untersuchungsverfahren zu erschließen. Immerhin werden Unsicherheiten über die Beteiligung der einzelnen Magenwandschicht am Defekt stets bestehen bleiben.

Wenn wir jedoch, uns aller Grenzen der gastroskopischen Ulcusdiagnostik bewußt, uns auf das Auffinden von geschwürigen Prozessen der Magenschleimhaut beschränken, wenn wir den Heilungsverlauf solcher Geschwüre endoskopisch verfolgen und hieraus die Richtigkeit unserer eingeschlagenen Therapie kontrollieren, dann vermag uns die Gastroskopie für die Geschwürsdiagnostik zusammen mit allen anderen Untersuchungsmethoden doch weit bessere Einblicke und Ausblicke zu gewähren als früher. Der alleinige endoskopische negative Befund vermag nichts für das Vorhandensein eines Ulcus auszusagen, im Verein aber mit dem negativen Gesamtergebnis aller anderen klinischen und röntgenologischen Untersuchungsmethoden erhöht er die Wahrscheinlichkeit des Fehlens von ulcerösen Veränderungen der Magenschleimhaut um ein Beträchtliches.

Carcinomdiagnose.

Schindler hatte sich sehr viel für die frühzeitige Erkennung von Magenkrebsen von der Gastroskopie versprochen, er forderte dementsprechend, daß jeder über 30 Jahre alte Mensch, der nach einer 4—6 wöchigen Kur seine Beschwerden nicht verliert, zu gastroskopieren sei. Wir sind bezüglich der Frühdiagnose des Carcinoms bei den augenblicklichen gastroskopischen Erkennungsmöglichkeiten sehr viel skeptischer. Einmal deswegen, weil die Erfahrung lehrt, daß Kranke mit Beschwerden, die vom Carcinom stammen, meist viel zu spät sich einer genaueren ärztlichen Untersuchung unterziehen (Elsner), zum anderen Male, weil die endoskopische Oberflächendiagnostik nicht in allen Fällen eine sichere Carcinomdiagnose gestattet. Wohl gibt es Oberflächenveränderungen, die den Krebs mit Sicherheit diagnostizieren lassen, meist gelingt es dann aber auch schon der Röntgenuntersuchung, die Aussparungen im Magenschleimhautbild zu erkennen. Flächenhafte wandinfiltrierende Carcinome ohne knotige Vorwölbungen der Mageninnenwand sind gastroskopisch als solche schlecht zu erkennen. Eine Reihe von Gastritisbildern sehen krebsigen Bildungen sehr ähnlich, so daß die **Differentialdiagnose Carcinom-chronische Gastritis in manchen Fällen überaus schwierig, ja** unmöglich sein kann. Ist die Krebsentwicklung andererseits schon so weit gediehen, daß sie gastroskopisch richtig erkannt werden kann, dann ist die Entscheidung, ob man früh genug zur Operation kommt, immer noch nicht zu fällen. Kennen wir doch gerade die massige Metastasierung ganz kleiner, unscheinbarer Magenkrebse in die entlegensten Körperregionen. Ebenso wird sich die **Frage der malignen Entartung eines chronischen Ulcus endoskopisch nicht entscheiden lassen;** vermag doch selbst der Chirurg, der das exstirpierte Ulcus sehen und betasten kann, vielfach nichts Sicheres über die noch vorhandene Benignität oder schon beginnende Malignität auszusagen. Wir hoffen, daß wir mit der **endoskopischen Probeexcision auch für die Sicherung der Carcinomdiagnose** vorwärts kommen. So müssen wir mit Elsner unsere Erwartungen für die Frühdiagnostik des Magencarcinoms bescheiden. **Nach unseren Erfahrungen leistet die Gastroskopie bisher auf diesem Gebiete weniger als die Röntgendiagnostik und die klinische Gesamtuntersuchung.** Mehr als Verdachtsmomente vermag sie vielfach nicht zu erbringen, so daß sie höchstens im Rahmen der gesamten Magendiagnostik in manchen Fällen weiter führen wird. Trotzdem benutzen wir, ebenso wie Elsner, die Magenspiegelung gern bei schon sichergestellten Carcinomen zur Feststellung der Flächenausdehnung der Geschwulst, weil wir so für die folgende Operation ein anschauliches Bild über die Größe der noch gesunden Schleimhaut gewinnen können. Hierbei dient uns die Gastroskopie als beruhigende Kontrolluntersuchung für das Röntgenverfahren.

Postoperative Beschwerden. Operationsergebnisse.

Viel zu wenig beachtet scheint uns die Gastroskopie für die Eruierung von Beschwerden zu sein, die im Anschluß an Magenoperationen auftreten, viel zu gering bewertet wird die Magenspiegelung ferner von den Chirurgen, die Magenoperationen ausführen. Sowohl vor, als auch nach Magenoperationen kann die Schleimhautbesichtigung großen Nutzen stiften. Der funktionelle Effekt einer Magenoperation läßt sich außer durch die Röntgenuntersuchung und die fraktionierte Aushebung am besten durch eine Innenbesichtigung der Schleimhaut ermessen. Die Gründe für das Ausbleiben einer postoperativen guten Magenfunktion können wir vielfach allein aus dem gastroskopischen Bilde ablesen. Hochgradige Gastritiden, Spasmen am neugeschaffenen Magenausgang, Schwellungszustände, Ulcera am Operationsring, übersehene Ulcera im zurückgelassenen Stumpf stellen die Mißerfolge meist schlagartig klar. Auch hier besagt der negative Befund nichts, nur der positive erklärt. Die röntgenologische Schleimhautdiagnostik versagt in diesen Fällen nicht ganz selten, weil die Magenstümpfe vielfach hoch im Epigastrium liegen und einer wirksamen Kompression schlecht zugänglich sind. Noch größeren Nutzen vermag die Gastroskopie vor der Operation zu stiften, indem sie uns die Möglichkeit gibt, die für gesund gehaltene Schleimhaut einer genaueren Betrachtung zu unterziehen, Gastritiden und vorher nicht erkennbare Ulcera festzustellen und entweder die Operation bis nach Abheilung der entzündlichen Veränderungen hinauszuschieben, also einen für die Operation günstigen Termin zu finden oder, wenn die Operation einen Aufschub nicht verträgt, wenigstens nach derselben den immer noch kranken Magen sorgsam internistisch diätetisch zu behandeln. Die morphologischen und auch die funktionellen Operationsergebnisse würden unseres Erachtens durch eine genaue prä- und postoperative Schleimhautkontrolle sich wesentlich verbessern lassen.

Gastroskopie und Röntgenuntersuchung.

Nach allem diesem Für und Wider, was über die Gastroskopie zu sagen ist, liegt es nahe, einen Vergleich anzustellen über die diagnostischen Ergebnisse der Röntgenuntersuchung des Magens und der Magenspiegelung, und zugleich die Frage zu stellen, ob in Anbetracht der Schwierigkeiten einer endoskopischen Magenuntersuchung, der größeren Unbequemlichkeiten für den Patienten und der Gefahren der Methode ihre Anwendung berechtigt ist, wenn wir mit den anderen klinischen Untersuchungen bereits zu einer Diagnose gelangt sind.

Die Magenspiegelung und die Röntgenuntersuchung wollen zunächst ganz verschiedene Eigenschaften des Magens erforschen. Letztere dient in erster Linie der Feststellung der Form, der Lage, des Konturs, der Beweglichkeit, der Peristaltik, des Tonus, die erstere verfolgt die Sichtbarmachung der Farbe und der Oberflächenstruktur der Schleimhaut, beide Untersuchungen begegnen sich aber insofern als auch die Röntgendiagnostik das Faltenrelief und gröbere Unebenheiten der Schleimhaut, größere Schleimhautdefekte abzubilden vermag und die Magenspiegelung über den Tonus, die Peristaltik uns informieren kann. Die Feststellungsmöglichkeiten liegen also beim Röntgenverfahren mehr in der Richtung der Magenfunktion, bei der Gastroskopie mehr in der Richtung der Schleimhautmorphologie, sie überschneiden sich jedoch zugunsten der Röntgenuntersuchung. Schon hieraus geht hervor, daß das Röntgenverfahren das wichtigere Untersuchungsmittel darstellt und daß es durch die Magenspiegelung auf keinen Fall ersetzbar ist. Andererseits aber bleiben auch bei bestens durchgebildeter Technik unter Anwendung des röntgenologischen Schleimhautreliefstudiums eine Reihe von Magenerkrankungen ungeklärt, so daß wir einer direkten Schleimhautbesichtigung des Magens bei dem augenblicklichen Stande unseres Könnens nicht entraten können.

Ich habe in meinem Material alle Kranken ausgewählt, bei denen entweder röntgenologisch oder gastroskopisch oder mit beiden Untersuchungen Magenulcera feststellbar waren und habe 100 Fälle zusammengetragen. Von diesen waren 55 mit dem Röntgenverfahren diagnostizierbar, 45 jedoch nur mit dem

Gastroskop erkennbar. Von den röntgenologisch sichergestellten Magengeschwüren (55) waren 30 auch gastroskopisch sichtbar, die übrigen 25 nur mit dem Röntgenverfahren nachzuweisen; d. h. von allen überhaupt sicherzustellenden Ulcera ventriculi entfallen nur ein Viertel auf das Konto der Röntgenuntersuchung allein, die kleinere Hälfte auf Rechnung der Gastroskopie, und das restliche kleinere Drittel kommt beiden Verfahren zugute. Dabei sei ausdrücklich betont, daß es sich bei allen diesen Fällen um tiefgreifende Substanzdefekte handelte, wobei wir uns über die Beteiligung der einzelnen Magenwandschichten eines Urteils enthalten. Würden wir flache Exulcerationen mitzählen, so würden natürlich die gastroskopischen Ergebnisse noch viel stärker in die Wagschale fallen.

Ich kann bei einer solchen Abwägung der beiden Untersuchungsmethoden mich darauf beschränken, darauf hinzuweisen, daß die positiven diagnostischen Erfolge bei der Gastritis mit dem Röntgenverfahren nicht bessere sind als beim Ulcus ventriculi, obwohl gerade durch Untersuchungen der letzten Jahren (Rendich, Berg, Gutzeit, Korbsch) die röntgenologische Erkennung chronischer Gastritiden weitgehend gefördert worden ist.

So bleibt sowohl dem Röntgenverfahren, als auch der Gastroskopie genügend Raum, Magenerkrankungen zu klären. Keine dieser Untersuchungen können wir mehr entbehren, die Ausübung nur der Gastroskopie ist genau so fehlerhaft wie die Ablehnung derselben. Die Gastroskopie vermag die Röntgenuntersuchung aufs beste zu ergänzen, sie ist eine ausgezeichnete Kontrollmethode für die Befunde, die wir bei der Röntgendurchleuchtung erheben und ist so in der Lage, auch der röntgenologischen Magendiagnostik vorwärts zu helfen und Sicherheiten zu verschaffen. Wir selbst haben die Gastroskopie mit Erfolg dazu verwandt, um die röntgenologische Diagnose der Gastritis hypertrophicans auszubauen, Korbsch hat funktionelle Gastritiszeichen unter gastroskopischer Kontrolle aufgefunden.

Werden wir also zweckmäßig handeln, wenn wir im Falle zweifelhafter Röntgendiagnostik die Gastroskopie zur Klärung der vorliegenden Erkrankung heranziehen, so bleibt noch die Frage zu beantworten, ob wir nach Erhebung eines positiven Röntgenbefundes auf die Gastroskopie verzichten können. Gewiß ja, wenn das Krankheitsbild völlig geklärt erscheint oder wenn durch einen gastroskopisch zu erhebenden Ergänzungsbefund für die Therapie nichts gewonnen werden kann. Aber wie oft läßt die positive Röntgendiagnose im klinischen Bild doch noch eine fragliche Begleiterkrankung möglich erscheinen, sei es, daß neben einem Ulcus ein chronischer Katarrh unerkannt bleibt, sei es, daß neben einer röntgenologisch feststellbaren Gastritis ein Carcinom oder ein Ulcus sich verborgen hält. In allen solchen Fällen also, wo trotz eines positiven Röntgenbefundes das klinische Gesamtbild eine absolute Klärung nicht erfährt, dürfen wir die Gastroskopie für angezeigt erachten. Wir haben sie hierbei häufig mit Nutzen angewandt.

Gastroskopie und Probelaparotomie.

Bei Gegenüberstellung von Gastroskopie und Probelaparotomie wird von chirurgischer Seite gern zugunsten der letzteren entschieden. Daß der Entschluß zur Probelaparotomie wegen ihrer geringeren Gefahren leichter wäre, als zur Gastroskopie (Knack), ist eine Ansicht, die nach der statistischen Zusammenstellung Hübners über die Gefahrenquote der Gastroskopie widerlegt sein dürfte. Mit 0,27% Todesfällen ist bei Anwendung der Probelaparotomie mit ihren Gefahren durch die Narkose, durch postoperative Pneumonien und Infektionen wohl mindestens zu rechnen. Postoperative Verwachsungen, die nicht mit Sicherheit vermeidbar sind, vermögen vor allem bei psychisch labilen Personen zu lebenslänglichen Beschwerden zu führen. Dazu kommt, wie Hohlweg betont, daß ein 14tägiges Krankenlager nach der Probelaparotomie in Vergleich zu stellen ist mit einer $^1/_2$stündigen gastroskopischen Untersuchung, die höchstens noch einen Tag ein kratzendes Gefühl im Halse zurückläßt. Nach alledem ist die Gastroskopie der Probelaparotomie sicher vorzuziehen, wenn man mit beiden Methoden dasselbe erreichen will. Nun hat aber jedes der **beiden Untersuchungsverfahren seine eigene Indikation. Die Gastroskopie ist bei allen innerhalb des Magens gelegenen, von der Schleimhaut ausgehenden krankhaften Prozessen, die Probelaparotomie dagegen bei allen Veränderungen, die die Serosa beteiligen, die Magenwand durchsetzen oder in der Magenumgebung lokalisiert sind, überlegen.** Reine Schleimhauterkrankungen, wie z. B. selbst hochgradige Gastritiden, Ulcera, die an der Serosa keine Erythemzone hervorgebracht haben, kleinere, von der Schleimhaut ausgehende Geschwülste (Polypen) sind dem Auge und dem tastenden Finger des Chirurgen häufig unzugänglich. Wir haben selbst erlebt, daß röntgenologisch und gastroskopisch gut erkennbare haselnußgroße Tumoren bei der Probelaparotomie nicht aufgefunden wurden, obwohl die Lokalisation bekannt war. Wir haben andererseits erlebt, daß ein röntgenologisch als Nischenulcus angesprochener Befund, der zu einer Gastroenterostomie verleitet hatte, bei der Relaparotomie vor Eröffnung des Magens als Ulcuskrater imponierte, obwohl die vorangegangene Gastroskopie nur eine hochgradige Gastritis, aber kein Ulcus erkennen ließ. Das Resektionspräparat und die histologische Untersuchung gaben dem gastroskopischen Befunde recht und klärten den Ulcuskrater und die Nische als eine perigastritische Ausziehung auf.

Nach solchen Beobachtungen, deren man bei längerer gastroskopischer Tätigkeit eine große Anzahl sammeln kann, ist man geneigt, und, wie ich glaube, auch berechtigt, den diagnostischen Wert der äußeren Inspektion und Palpation des Magens für die Erkrankungen der Magenschleimhaut geringer zu bewerten, als die endoskopische Untersuchung. Mißlich ist es, daß der negative endoskopische Befund nicht beweisend ist. **Wenn man aber den Magen gastroskopisch in allen wichtigen Teilen gut übersehen kann, und, damit stimme ich mit Hohlweg überein, ohne daß ein Carcinom oder Ulcus sichtbar ist, dann kann man dem Kranken die Probelaparotomie ersparen, soweit nicht an anderer Stelle lokalisierte Carcinome in Frage kommen. Ist jedoch die Magensicht unvollständig, so tritt auf alle Fälle der Probeschnitt in seine Rechte.**

Das Mageninnenbild.

Farbe. Die Farbe der Magenschleimhaut im endoskopischen Bild schwankt zwischen einem zarten Orange und einem hellen Ziegelrot. Je näher die Schleimhaut dem Prisma anliegt, um so mehr gelbe, je größer der Abstand zwischen

Objekt und Optik ist, um so mehr rote Farbentöne mischen sich in das Gesamtbild. Dazu kommt, daß wie in einer Trabekelblase durch die normalen Schleimhautfalten Schatten geworfen werden, so daß die Faltengipfel heller, ihre Täler
dunkel erscheinen. Die Magenform und die Richtung des Weges obere Zahnreihe—Kardia bestimmt die Stellung der Gastroskopoptik zu den verschiedenen
Magenabschnitten. So ist die Vorder- und Hinterwand des Korpus und seine
kleine Kurve meist hell beleuchtet, die Fornix und die große Kurve des Korpus
zeigen rötere Färbung, strahlend gelb ist auch der Eingang zum Antrum, während
das übrige Antrum und der Pylorustrichter dunklere Farbentöne aufweisen.
Dieses für Normalfälle gültige Farbenbild erfährt bei verschiedenen Aufblähungs-
graden und Verschiebungen des Kranken aus der linken Seitenposition sowie
bei Lagevarianten des Magens selbst die mannigfachsten Abweichungen.

Oberflächenstruktur. Die normale Magenschleimhaut erscheint glatt, feucht
und glänzend; unter günstigen Bedingungen erkennt man die Areolazeichnung
und die als bläuliche Pünktchen sichtbaren Drüsenausführungsgänge. Nur im
Pylorusgebiet ist die Oberfläche fein gekörnt. Gefäße sind im allgemeinen
nicht erkennbar, nur größere Venen sieht man gelegentlich über kürzere Strecken
bei stärkster Aufblähung. Ihr Vorhandensein grenzt jedoch schon an pathologische Verhältnisse (Stauung, Atrophie).

Bewegungen. Die ganze Magenwand ist in dauernder Bewegung. Durch
die Atmung wird sie gehoben und gesenkt, durch mitgeteilte Pulsationen
großer Gefäße am optischen Auge ruckartig verschoben, und schließlich teilen
sich dem Gastroskop selbst beim Durchtritt durch die Kardia die groben Pulse
der nahen Aorta mit. Diese verschiedenen Bewegungsphänomene stören die
Sicht nicht. Die Atembewegung und vor allem die sich meist nach kurzer Zeit
einstellende Antrumperistaltik benutzt man, wie früher erwähnt, zur Sichtverbesserung (Schindler).

Hinter dem von oben ins Gesichtsfeld hereinhängenden Winkel der kleinen
Kurvatur beginnt die Peristaltik in der Nähe des Sphincter Antri. In Form
einer sichelförmigen Falte an der großen Kurvatur oder einer ringförmigen Ein-
schnürung läuft sie langsam bis zum Pförtner ab. Hierbei verkürzt sich das
Antrum in seiner Längsachse, der Pförtner tritt näher ins Gesichtsfeld, um im
Augenblick der an ihn anbrandenden Welle tiefer zu treten und sich in Gestalt
einer sternförmigen oder rosettenförmigen Figur zu schließen. Seltener stülpt
sich der Pylorus mit seinen begrenzenden Schleimhautwülsten ins Magenlumen ein und speit kurz vor seinem Schluß Sekret und Schaumblasen von
grünlicher Farbe in den Magen zurück. Dieser letztere viel schlaffere Schließungs-
vorgang, dem offenbar ein Überdruck im Duodenum zugrunde liegt, fällt jedoch
vielfach zusammen mit anders gearteten Antrumbewegungen.

Abnorme Antrumbewegungen. Der Wellenablauf ist ungeordneter. Entweder am Sphincter Antri selbst oder kurz vor oder hinter ihm zieht sich der
Magen plötzlich wie ein Vorhang zu, der Sinus schließt sich mit groben Radiärfalten und einer der Pylorusrosette ähnlichen Figur vom Antrum völlig ab.
Nach wenigen Sekunden wird die Antrumsicht wieder frei und es folgt nun eine
allgemein konzentrische Einengung des Antrumschlauches mit der beschriebenen Schlußeinstülpung des im Hintergrund sichtbaren Pförtners. Bei diesem
einer regelmäßigen Peristaltik entratenden Bewegungsvorgang des Antrums ist

dasselbe faltenlos und rohrartig verengt oder ausgefüllt mit einer großen Zahl unregelmäßig verlaufender Falten, die meist die Magenachse kreuzen. Die gewöhnliche Antrum- und Pylorusaktion entspricht also auch nach meinen Beobachtungen dem von Schindler beschriebenen Typ I und II. Die letzterwähnten Bewegungsphänomene weichen jedoch von Schindlers drittem Typ ein wenig ab und zeigen Ähnlichkeiten mit denen von Korbsch bei Gastritiden röntgenologisch beobachteten Antrumkonfigurationen, ohne ihnen jedoch völlig zu entsprechen. Abb. 1 veranschaulicht eine solche Totalabschnürung des Antrums mit einem vorhangartigen Abschluß des Sinusteiles bei einem Kranken ohne gastritische Magenerkrankung. Mit Korbsch bin ich auch der Meinung, daß diese röntgenologisch und gastroskopisch erkennbaren ungewöhnlichen funktionellen Formungen von Antrum und Pylorus nicht mehr der Norm entsprechen. Sie sind vielmehr der Ausdruck einer Störung in den nervösen Regulationen, die die automatischen Magenbewegungen beherrschen. Sie sind aber keineswegs der alleinige Ausdruck von entzündlichen Veränderungen der Magenschleimhaut, sondern finden sich auch ohne die geringsten Anzeichen einer Gastritis bei allen das Räderwerk des vegetativen Nervensystems beeinflussenden Faktoren, wie allgemeinen Erregungszuständen der Kranken, beim Ulcus, besonders dem Duodenalulcus, bei Cholecystopathien, bei Dünn- und Dickdarmaffektionen (v. Friedrich), wobei besonders die Colica mucosa zu erwähnen ist, bei gynäkologischen Erkrankungen und schließlich auch bei Gastritiden und Duodenitiden; Erkran-

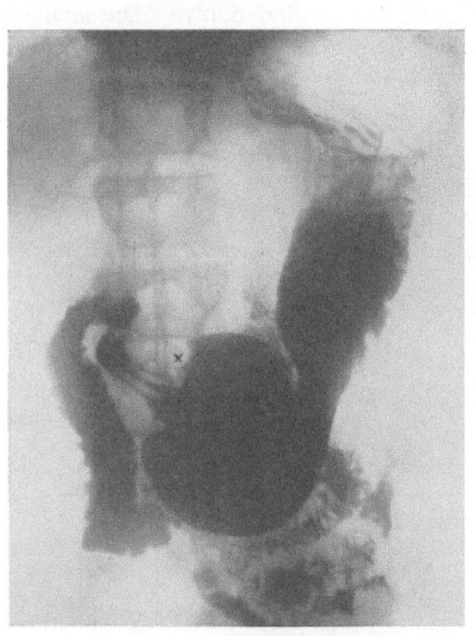

Abb. 1. Totalabschnürung des Antrumkanals mit vorhangartigem Abschluß des Sinusteils. × Spincter antri.

kungen also, die störend in die Koordination der nervösen Impulse einzugreifen in der Lage sind. Im Charakter solcher Fernwirkungen liegt es, daß ihre Tätigung nicht obligatorisch, sondern fakultativ vonstatten geht, so daß man häufig genug auch ganz gewöhnliche Bewegungsabläufe im Antrum beim Vorhandensein obiger Erkrankungen antreffen kann.

Korpusperistaltik. Während so das Antrum und der Pylorus im gastroskopischen Bild dauernd Form und Gestaltsveränderungen aufweisen, pflegt die Innenwand des Korpus aktive Kontraktionen nicht auszuführen, doch sieht man gelegentlich auch hier ganz flache peristaltische Eindellungen an der Vorder- und Hinterwand, die sich in der Richtung zum Pylorus fortbewegen.

Schleimhautrelief. Die Mageninnenwand ist charakterisiert durch ihr Relief. Ist die Pylorussicht am besten bei schwacher Blähung erfolgt, so erweitert man das Magenlumen durch mehr Luft, und die Schleimhaut in ihrer ganzen Schönheit ist übersehbar. Unmittelbar unter der Kardia erscheint die Fornix mit dicht gelegenen, wie Hirnwindungen angeordneten Falten, darunter das obere

Korpus mit gleichem Schleimhautbild. Es folgen mit den unteren Korpus-
teilen und dem Sinus Unterschiede zwischen Vorder- und Hinterwand. Erstere
ist faltenlos oder doch faltenarm, letztere zeigt 5—7 recht gleichmäßig gestaltete,
entweder geradlinige oder regenwurmartig geschlängelte Schleimhauterhebungen,
die der Längsachse des Magens parallel und schließlich im Bogen zur großen
Kurvatur verlaufen, um sich dort in der Nähe des Antrumeinganges zu ebenen.
Auch röntgenologisch kann man diese Falten mit der Schleimhauttechnik
(Rendisch, Berg, Gutzeit) in ihrem Verlauf gut zur Darstellung bringen
(Abb. 2a u. 2b). Sie verlassen den absteigenden Magenteil und überqueren den
horizontalen Schenkel in bogenförmiger Linie in der Richtung auf den Antrumeingang der großen Kurve. Die große Kurvatur des Korpus und Sinus, die bei
linker Seitenlage im Schlitz zwischen Vorder- und Hinterwand gelegen ist,
zeichnet sich durch 2—3 hohe gerade oder
korkzieherartig geschlängelte Längfalten

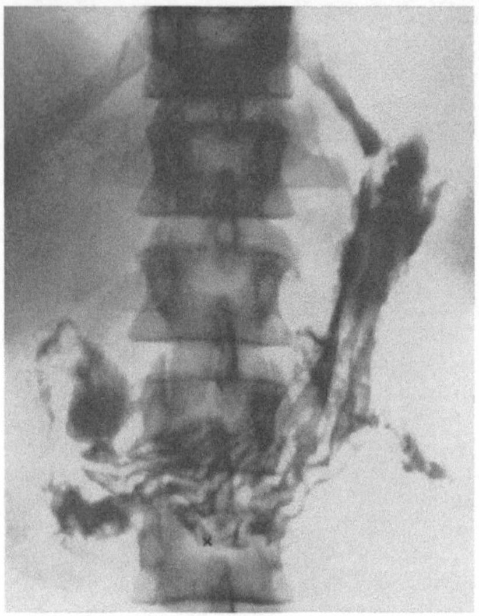

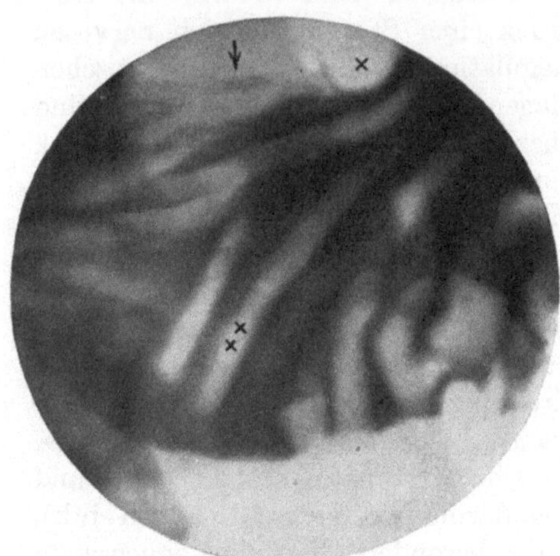

Abb. 2 a. Magenübersichtsbild: Normale
Längsfaltenstruktur mit Überquerung
der Falten im horizontalen Teil zum
Antrumeingang (×).

Abb. 2 b. Teilbild: Angulus ventriculi (×). Ausstrahlung der Korpusfalten zur großen Kurvatur (× ×).
Entstehung neuer Längsfalten am Angulus für den
aboralen Magenteil (↓).

aus, während die ebenfalls längsverlaufenden Falten der kleinen Kurvatur
im Gegensatz hierzu wesentlich flacher sind. Alle diese Falten enden meist am
Antrumeingang. Nur die kleine Kurvatur setzt sich häufig mit ihrem charakteristischen Relief in den aboralen Magenschlauch fort. Letzterer hat ein rohrartiges Lumen und unterscheidet sich schon durch seine Gestalt von dem mehr
taschen- oder ballonförmigen Sinusgebiet. Sein Eingang wird in der Mehrzahl
der Fälle gekennzeichnet durch eine sichelförmige, halbovale oder ganzovale
Falte, die quer zur Magenachse von der großen Kurvatur über die Vorderwand
zur kleinen Kurve zieht, sich hier abflacht oder aber sich über die Hinterwand
hin zum Volloval schließt. Diese Falte, die in ihrer Zirkumferenz völlig glatt
ist und die Schleimhautoberfläche nur eben überragt, springt aber häufig ins
Magenlumen wie ein Torbogen weit vor, zeigt eine nabelschnurähnliche Torsion
und imponiert wie ein Schließmuskel (Sphincter Antri Schindlers), seiner
Lage nach am ehesten der unteren Segmentschlinge (Forssell) entsprechend

(s. Abb. 1). Die Antrumhöhle ist gewöhnlich faltenarm, Vorder- und Hinterwand liegen glatt aneinander (s. Abb. 3a), nur bei konzentrischer Einengung des Antrumlumens (s. Abb. 3b) formieren sich Längsfalten, die auch im Röntgenbild gut darstellbar sind. Auf der Höhe einer peristaltischen Welle entstehen

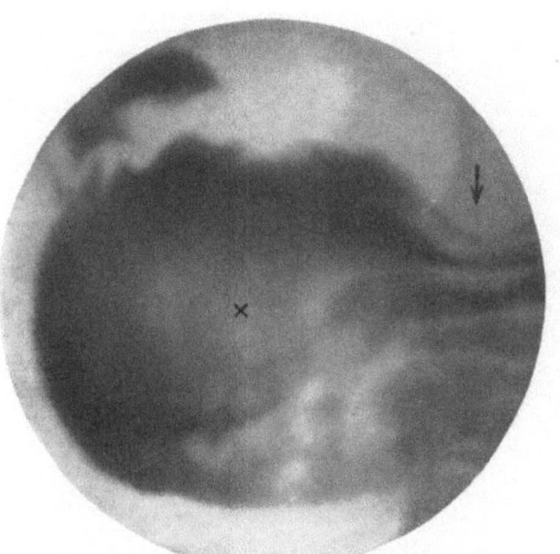

Abb. 3a. Faltenarmut (×) bei weitem Antrum, Längsfaltenbildung auf der Höhe der peristaltischen Welle (↓).

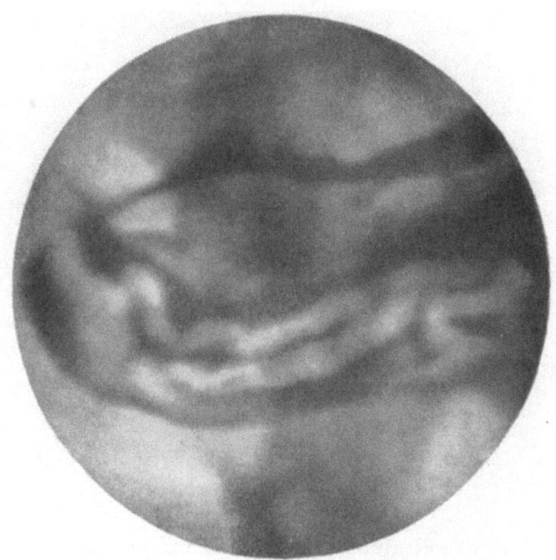

Abb. 3b. Antrum desselben Magens wie Abb. 3a. Lumen konzentrisch eingeengt, Längsfaltenbildung.

ebenfalls Längsfalten, selbst wenn im ruhenden Magen Querfältelung vorherrscht (Abb. 4). Alle die genannten Schleimhautkämme sind in der Norm etwa 0,5 cm breit. Ihre Höhe verringert, ihre Breite vergrößert sich mit wachsendem Füllungsgrad des Magens (Abb. 5 u. 6). Eine aktive Bewegung der einzelnen Falten gegeneinander, etwa ein Wechsel von Längs- und Querfältelung (Forssell) habe ich gastroskopisch bei ruhendem Magen trotz besonders hierauf gerichteter Aufmerksamkeit niemals gesehen.

Soweit das gewöhnliche Innenbild; eine Reihe von Mägen hat ein anderes Relief. Schon die Fornixfalten sind viel dichter gelagert, stärker ineinander verschlungen und höher als normal, ein krauses Faltenbild beherrscht auch Korpus und Sinus, so daß statt einer Längsfaltenstruktur ein Irrgarten durcheinander laufen-

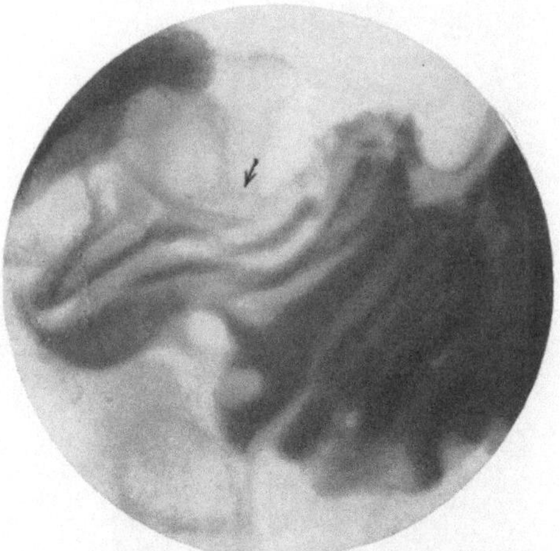

Abb. 4. Normale Querfaltenstruktur im Antrum. Formierung von Längsfalten bei tiefer peristaltischer Abschnürung (↓).

der Erhebungen und Täler nur schwer die normale Längsrichtung erkennen läßt. Auch die Vorderwand des Korpus und Sinus nimmt an dieser Kräuselung der Oberfläche teil, so daß im Röntgenbild die sich deckenden Abdrücke von Vorder- und Hinterwand ein Summationsbild ergeben, das einen ausgesprochen wabigen Charakter hat (Abb. 7). Aus solchen Bildern die Faltenbreite zu ermessen, ist schwer, weil Additions- und Subtraktionswirkungen die wahre Faltenbreite zu verwischen imstande sind. So kommt es,

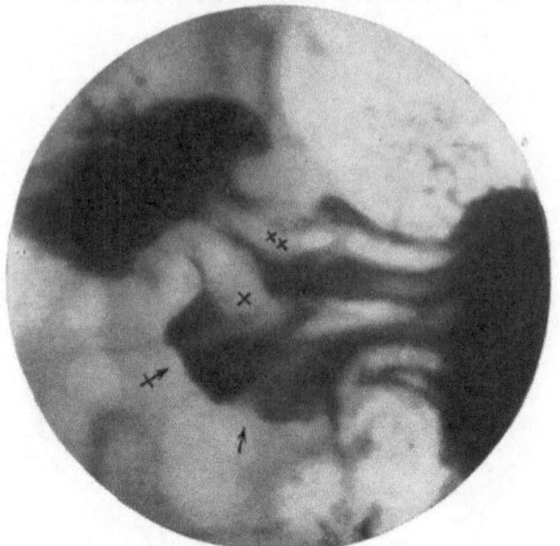

Abb. 5. Normale Längsfalten im Antrum.

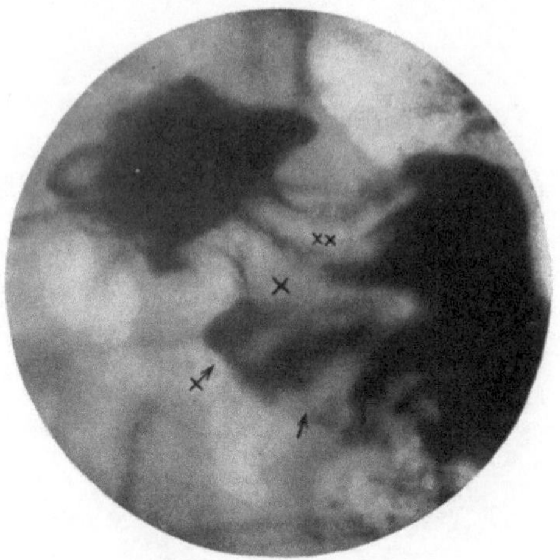

Abb. 6. Verbreiterung der Falten bei Erweiterung des Antrumlumens. [Die gleichen Falten sind in Abb. 5 und 6 mit den gleichen Zeichen versehen (×, ××, ⊥, ↑).]

daß gastroskopisch sehr schmale Falten sehr breiten Aussparungen im Röntgenbild entsprechen können und umgekehrt. Bei der Konturaufnahme solcher Mägen prägt sich die besondere Faltenstruktur nur an den Kurvaturen und

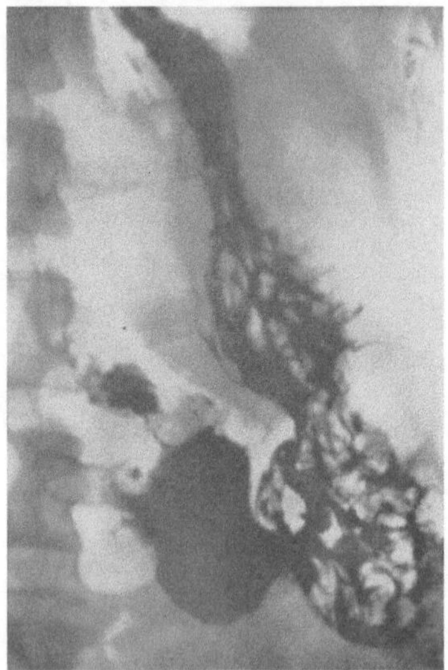

Abb. 7. Wabenstruktur. Gastroskopisch: Sehr breite und spärliche Falten auf Vorder- und Hinterwand bei Gastritis hypertrophicans. Röntgenologisch: Falten wirr, aber viel schmaler erscheinend.

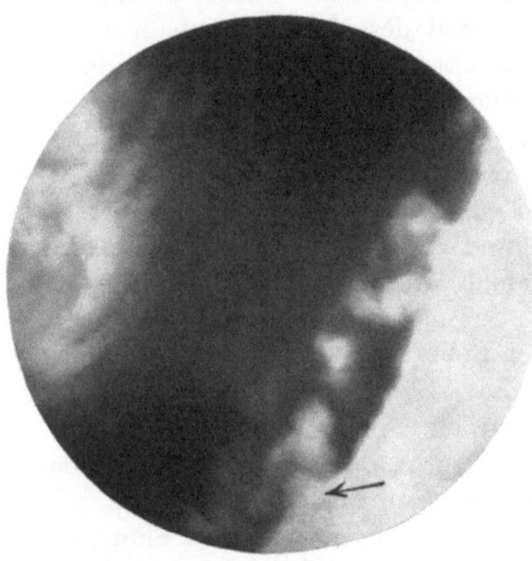

Abb. 8. Zähnelung der großen Kurvatur (↓).

besonders an der großen Kurvatur ab, weil hier Vorder- und Hinterwand nur durch eine dünne Breischicht voneinander getrennt sind. Überschneidungen von hohen Vorder- und Hinterwandfalten führen hier zu den Bildern der sog. „groben Zähnelung" (Abb. 8). Neben einem stark gedrehten Antrumsphincter kann auch der Antrumschlauch ein besonderes Aussehen annehmen.

Er ist entweder mit glatter oder Längsrillen bildender Schleimhaut total kontrahiert oder sein Lumen wird durch zahlreiche hohe Längs- und Querfalten wie bei einem zusammengefalteten zerknitterten Seidenpapierschlauch eingeengt (Abb. 9).

Mit und ohne eine solche Vermehrung der Schleimhauterhebungen kann ihre Breite wachsen, und zwar entweder auf Kosten der Faltentäler (Abb. 10b) oder aber unter gleichzeitigerVerbreiterung der Einsenkungen (Abb. 10c).

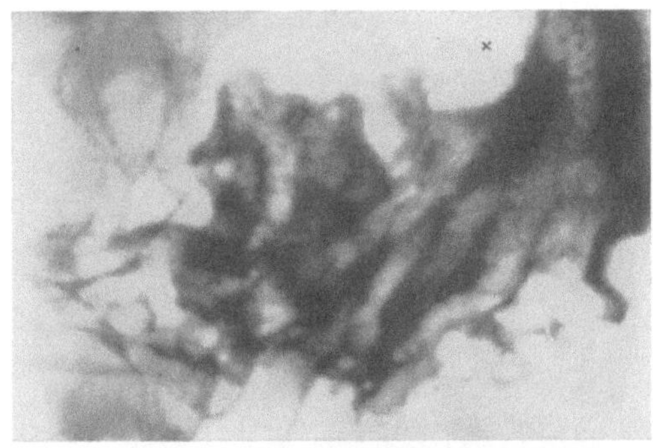

Abb. 9. Zerknitterter Antrumschlauch. Wirr durcheinander laufende Falten (normal). × Angulus ventriculi.

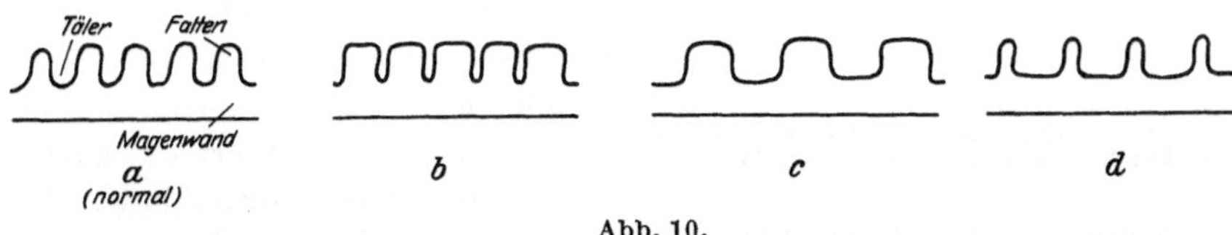

Abb. 10.

Im ersten Falle haben wir es offenbar nur mit einer andersartigen Kontraktionsform der die Faltenbildung bestimmenden Muscularis mucosae (Forssell)

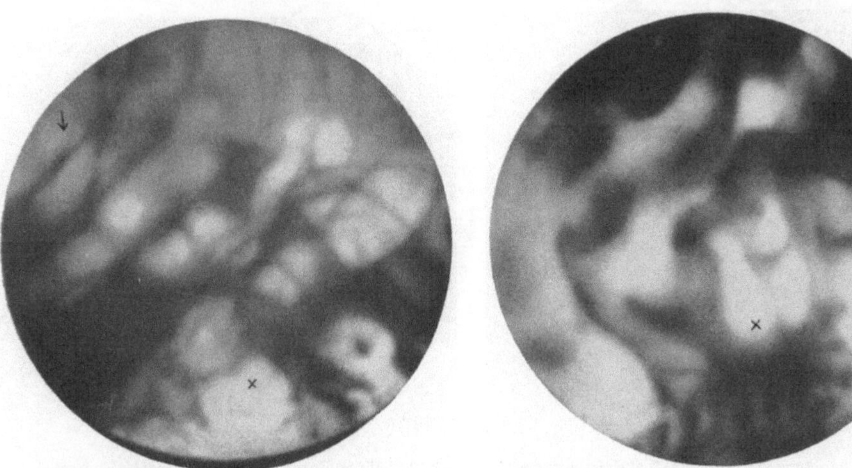

Abb. 11. Grobmaschige Wabenzeichnung: Gastroskopisch: Hochgradiger Schwellungskatarrh bei Gastroenteroanastomose (×). Angulus ventriculi (↓).

Abb. 12. Breite geschlängelte Längsfalten und breite Täler. Gastroskopisch: Schwellungskatarrh bei Gastroenteroanastomose (×).

zu tun, im letzteren Falle hingegen scheint eine erhöhte Durchtränkung oder Verdickung der Schleimhaut den Grund für die Vergröberung ihrer Struktur abzugeben. So sehen wir denn auch solche Bilder besonders oft bei den hochgradigen Schwellungskatarrhen der Gastroenterostomierten zusammen mit einer Faltenvermehrung auf Vorder- und Hinterwand als grobmaschige Wabenzeichnung (Abb. 11) oder ohne eine solche Vergrößerung der Faltenzahl (Abb. 12). Bei hypertrophischen Gastritiden ist die Verbreiterung der Faltentäler und -Gipfel gewöhnlich evident, ein bis zwei grobe Falten werden sichtbar, zeigen eine besondere Starrheit und Streckung und verlaufen im Winkel gegen die Richtung des üblichen Faltenverlaufes (Abb. 13). Sind die Hypertrophien ausgesprochener, so bilden sie sich als körnige Aufhellungen im Schleimhautbild ab und sind so im Röntgenbild bei geeigneter Kompression direkt nachweisbar (Abb. 14 u. 15).

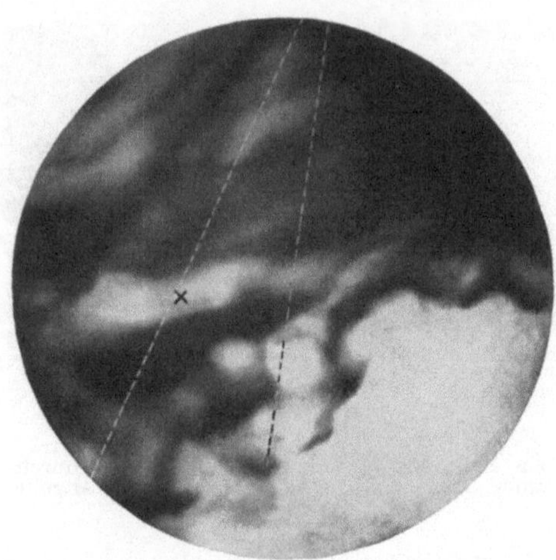

Abb. 13. Breite und starre Falte (×) gegen die normale Faltenrichtung verlaufend. Normaler Faltenverlauf ist --------- eingezeichnet. Gastroskopisch: Gastritis hypertrophicans ohne Granulationen.

Schließlich kann sich die Breite der Schleimhauterhebungen auch vermindern. Es resultiert ein zartfaltiges Innenrelief, meist unter Verbreiterung der Zwischenräume (Abb. 10d). Solche feinfaltigen Röntgenbilder fand H. H. Berg bei perniziöser Anämie, und in der Tat kommen sie häufig

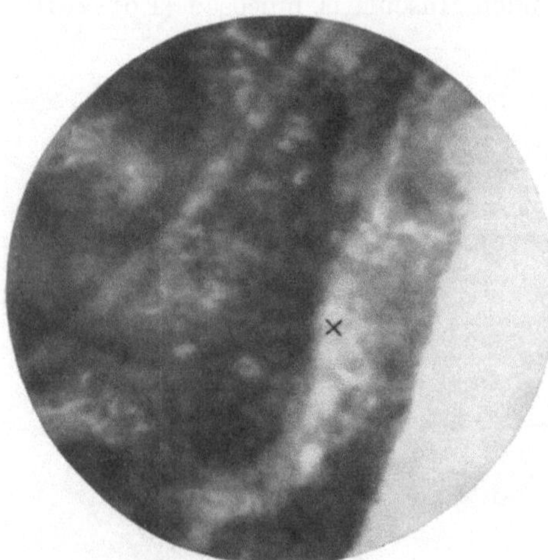

Abb. 14. Körnelungsrelief bei Gastritis hypertrophicans (gastroskopisch: Höckerungen), × breite und starre Falte.

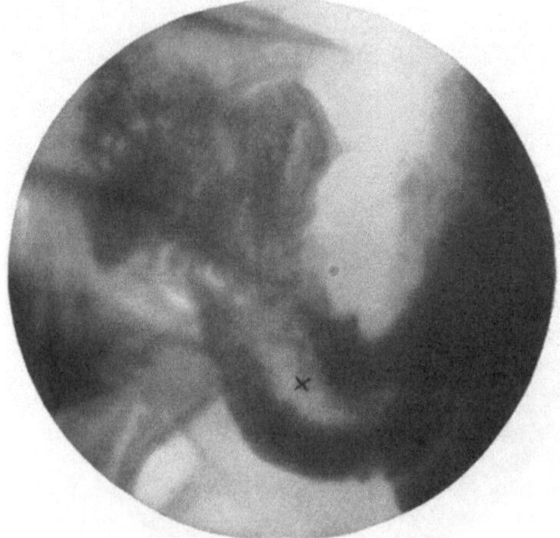

Abb. 15. Körnelungsrelief bei Gastritis hypertrophicans (gastroskopisch) mit breiter starrer Längsfalte im Antrumkanal (×).

bei gastroskopisch erkennbaren Schleimhautatrophien (Abb. 16), aber auch bei atonischen Zuständen der Magenwand vor (Abb. 17). Eine Verschmälerung der Magenfalten findet sich auch bei Verengerungen des Magenlumens im Bereich der Magentaille oder im Bereich von Eindellung des Magens durch extraventrikuläre Prozesse (Abb. 18). Bei atonischen Mägen bedingt die stärkere Anspannung der kleinen Kurvatur eine Verschmälerung der Längsfalten, während

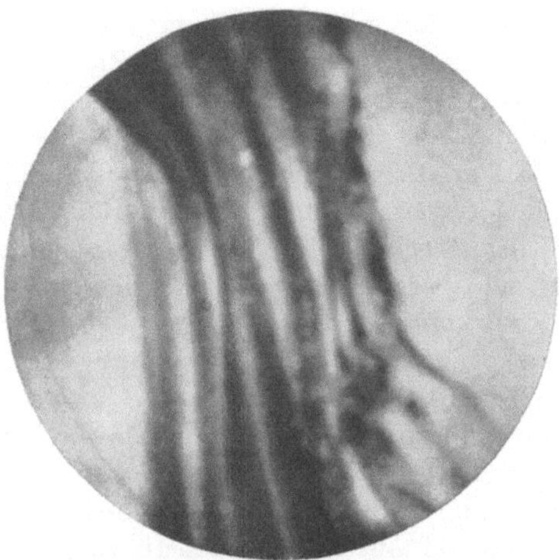

Abb. 16. Verschmälerung der Falten bei Gastritis atrophicans. Gastroskopisch: Gastritis atrophicans mit einzelnen Höckerungen. Übergang von hypertrophischer zu atrophischer Gastritis. Höckerungen bilden sich röntgenologisch als körnige Aussparungen ab.

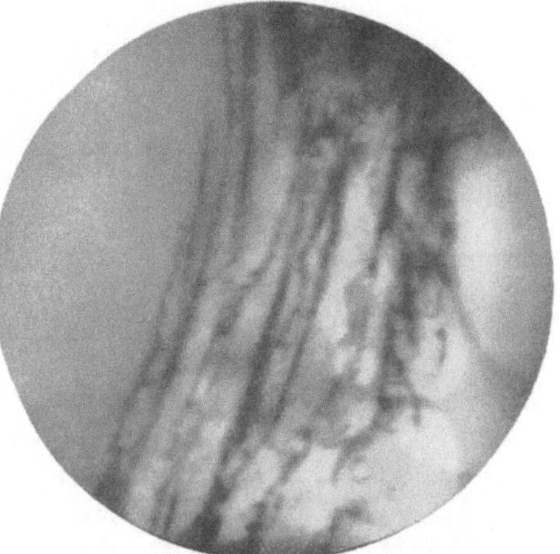

Abb. 17. Zartes Faltenrelief bei Atonie. Gastroskopisch: Keine Gastritis.

an der großen Kurve der gleichen Mägen eine über doppelt so große Faltenbreite erreicht werden kann (Abb. 19).

Was die Bedeutung dieser verschiedenen Faltenstruktur angeht, so werden wir bei der Gastroskopie ihre diagnostische Auswertung weniger nötig haben, weil genug andere Kriterien für das Bestehen einer Schleimhauterkrankung des Magens vorhanden sind. Um so wichtiger erscheint die Frage, ob wir röntgenologisch in der Lage sind, Schleimhauterkrankungen des Magens aus Reliefbildern abzulesen. Rendich hat das zuerst versucht, H.H.Berg ist ihm gefolgt. Zu einem sicheren diagnostischen Gebäude reichten aber die Fundamente nicht aus. Durch unsere eingehenden röntgenologischen und gastroskopischen Vergleichsuntersuchungen haben wir die Grundlagen der röntgenologischen Reliefdiagnostik aufzubauen versucht und sind zu folgenden Ergebnissen gelangt: die Faltenvermehrung der Magenschleimhaut hat mit einer Magenschleimhauterkrankung direkt nicht das geringste zu tun. Sie ist das Zeichen einer

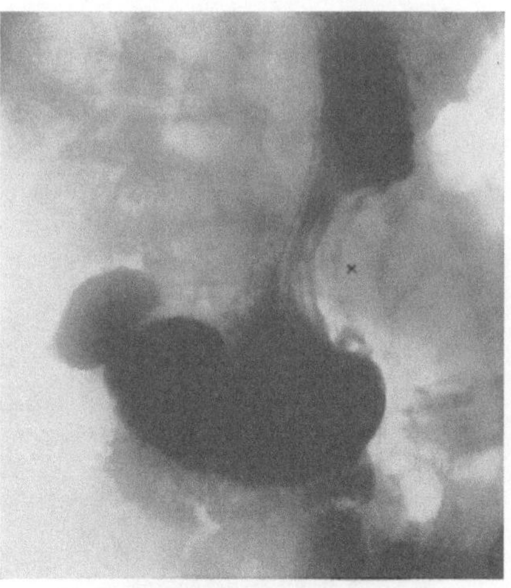

Abb. 18. Faltenverschmälerung durch Eindellung der großen Kurvatur infolge von Luft im Darm (×).

erhöhten Magenwandspannung, eines Hypertonus, wie er gastroskopisch in einem vermehrten Blähungswiderstand im Gebläseballon und in einer

Erschwerung der Faltenausgleichbarkeit zum Ausdruck kommt, und röntgenologisch an der langsamen Entfaltbarkeit des Magens, der Trichterform usw. er

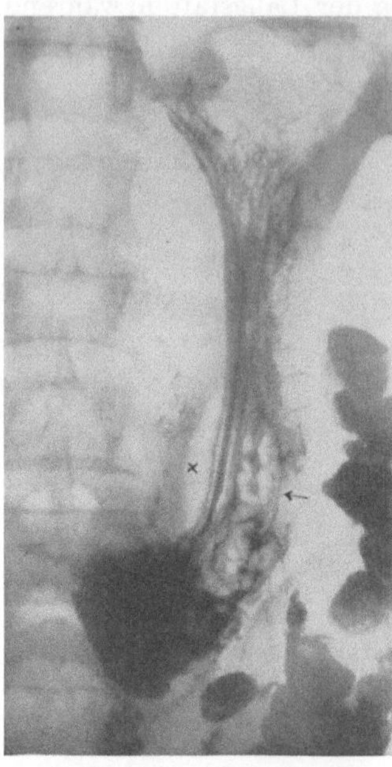

Abb. 19. Ungleiche Faltenbreite im gleichen Magen. Gastroskopisch: Atonie + Atrophie bei atrophischer Gastritis. Zarte Falten der Minorseite (×) durch Zugwirkung der kleinen Kurvatur. Breite Falten an der Majorseite (←) wegen geringeren Zuges daselbst.

kennbar ist. Wir fassen demnach die Vermehrung der Schleimhautfältelung als ein Symptom des sog. Reizmagens auf und finden sie bei allen die Wandspannung des Magens vermehrenden Zuständen, wobei Erkrankungen der Magenschleimhaut (Gastritis, Ulcus) nur einen speziellen Fall darstellen. So sahen wir bei einem frischen Ulcus ventriculi ohne Gastritis einen solchen Reizzustand, der sich gastroskopisch in einer maximalen Vermehrung und Überhöhung ganz zarter Schleimhautfalten ausdrückte, röntgenologisch aber infolge Summationswirkung der packförmig und schindelförmig sich übereinanderlegenden Vorderund Hinterwandfalten als enorme Faltenverbreiterung imponierte (Abb. 20 und 21). Über die spezielle Bedeutung solcher Faltenanordnung für die Ulcusheilung sei auf spätere Ausführungen verwiesen. Die Verbreiterung der Schleimhautfalten hingegen, soweit sie sich unter Berücksichtigung der erwähnten Fehlerquellen aus dem Röntgenbild ablesen läßt, kann besonders dann, wenn sie mit einer abnormen Richtung und einer Starrheit und Streckung der Falten sowie mit einer gleichzeitigen Verbreiterung der Faltentäler vergesellschaftet ist, als ein sicheres Symptom für eine bestehende Schwellung oder

Verdickung der Schleimhaut angesehen werden, ist also ein Gastritiszeichen katexochen (siehe Abb. 12, 13 und 14). Und schließlich ist die

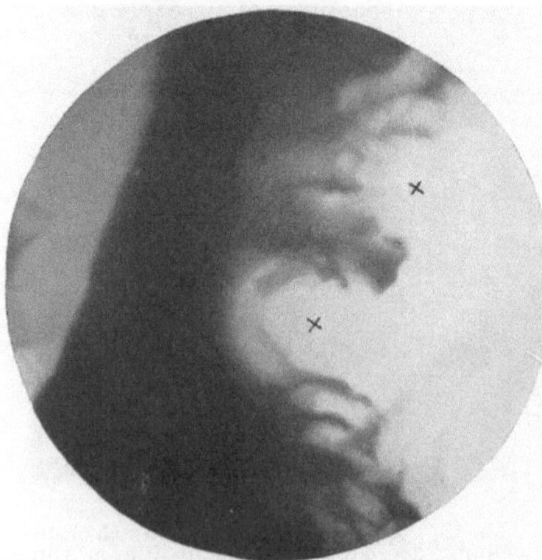

Abb. 20. Konvolut von schindelförmig sich deckenden Falten an der großen Kurvatur (siehe schematische Abb. 41) = Packfalten (×). Gastroskopisch: Unter den Falten verborgenes Ulcus ventriculi. Keine Gastritis.

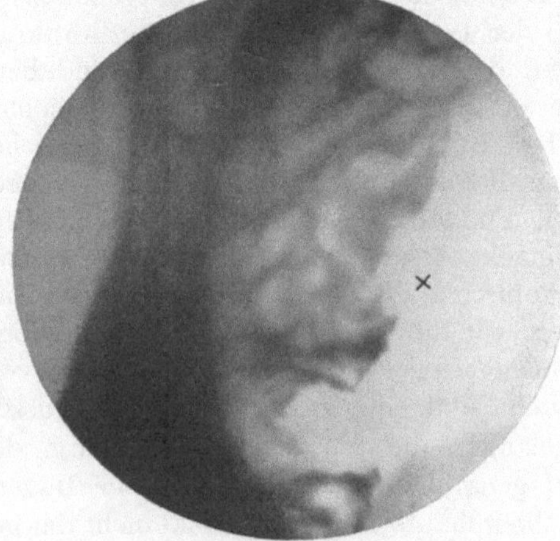

Abb. 21. Gleicher Fall wie Abb. 20. Durch kraftvolles Hineinmassieren von Kontrastbrei und starke Kompression sind die Packfalten zum großen Teil entfaltet (×).

Verschmälerung und Rarefizierung der Falten wieder vieldeutiger. Wir dürfen sie als ein Zeichen der Schleimhautatrophie betrachten, wenn wir auszuschließen vermögen, daß die Wandspannung des Magens nachgelassen hat und durch erhöhte Dehnungsfähigkeit des Organes die Faltentäler verbreitert und die Faltenbreite verschmälert werden. So ist das zartfältige Schleimhautrelief sowohl ein Symptom der Atonie als auch ein Zeichen der Schleimhautatrophie.

Spasmen. Vermehrte und verminderte Muskelspannungen beherrschen sowohl das ganze Organ als auch Teile desselben. So ist das Antrum mit seiner besonders ausgeprägten motorischen Funktion häufig alleiniger Sitz abnormer Kontraktionen, auch können der Antrumsphincter oder auch andere isolierte Magenwandteile Zusammenziehungen aufweisen, die dann schon ins Gebiet der Spasmen fallen und ganz indissoziierte Bewegungen oder Bewegungszustände darstellen. Ebenso aber wie Tonusschwankungen mit Schleimhauterkrankungen des Magens nichts zu tun zu haben brauchen, ebenso wie die früher erwähnten abnormen Bewegungsphänomene nicht direkt von ventrikulären Erkrankungen abhängen, ebenso sind die Spasmen ein Ausdruck für eine Störung in der Gleichgewichtslage des vegetativen Nervensystems, deren auslösendes Moment in den mannigfachsten extraventrikulären und intraventrikulären Ursachen bestehen kann. Röntgenologisch bekannt sind der Antrum-, der Sanduhr- und der Totalspasmus des Magens. Alle drei haben wir auch gastroskopisch gesehen. Bei ersterem ist der Antrumschlauch bei guter Dehnbarkeit der oralen Teile des Magens überhaupt nicht oder nur bis zu einem daumenbreiten Lumen entfaltbar. Seine Schleimhaut ist entweder faltenlos oder von zahlreichen wirr durcheinander laufenden Erhebungen dicht besetzt. Röntgenologisch gelingt die Darstellung dieser Formationen meist nicht, weil ein Hineindrücken von Kontrastbrei in diesen Engpaß kaum möglich ist. Der Sanduhrspasmus dokumentiert sich endoskopisch wie die Innenwand eines Trichters, zu deren Enge meist grobe Magenfalten radspeichenförmig konvergieren. Diese Sanduhrspasmen sind streng zu trennen von den im Mageninneren gelegentlich erscheinenden und verschwindenden Zelt- oder Fingerspasmen (Schindler), die ganz lokalisierte, unbeständige, ihren Ort wechselnde Einstülpungen der Magenwand darstellen. Sie sind im Röntgenbild im Gegensatz zu den Sanduhrspasmen wegen ihrer Vergänglichkeit und wegen der flächenhaften Projektion des körperlichen Magens auf die Platte nicht sichtbar und finden sich häufig bei Menschen mit stark empfindlicher Halsschleimhaut, vermehrtem Speichelfluß, also Symptomen einer Verminderung der nervösen Reizschwelle. Der Totalspasmus des Magens gehört auch röntgenologisch zu den Seltenheiten. Die Magenform ist hierbei gewöhnlich im Fornixgebiet kugel- oder halbkugelartig, um nach unten hin in ein starres peristaltikloses Rohr überzugehen. Schleimhautaufnahmen sind bei dieser Form kaum auszuführen, weil die Hochlage und die starke Muskelspannung des Magens jede Kompression unmöglich macht. Gastroskopisch fand sich in einem solchen Falle eine dehnbare obere Höhle mit normalen Falten und unterhalb davon ein enges rohrartiges Lumen, das jeder Dehnung trotzend in seinem Inneren Längsfalten mit groben buckligen und knopfartigen Erhebungen erkennen ließ. Diese Buckelungen ließen uns den Verdacht eines Tumors äußern, zumal der Patient, der an zahlreichen innersekretorischen Störungen litt, eine hochgradige sekundäre Anämie aufwies. Die angeschlossene Probelaparotomie brachte einen völlig normalen und nun in der Narkose auch völlig erschlafften Magen zutage. Eine später erfolgte Röntgendurchleuchtung ließ den nun sichergestellten Totalspasmus wieder ebenso wie vor der Operation erkennen. Demnach vermag das gastroskopische Bild eines Totalspasmus, der röntgenologisch zu der Diagnose eines Scirrhus verleiten kann, infolge buckeliger Innenstruktur solcher Mägen den Tumorverdacht noch zu verstärken.

Eine weitere röntgenologisch unbekannte Kontraktionsform stellen die Divertikelspasmen (Schindler) dar, örtlich begrenzte, ihren Ort wechselnde, vergängliche Ausbuckelungen der Magenwand, die während einer Gastroskopie sichtbar werden und wieder verschwinden. Sie sind wie Zeltspasmen Ausdruck erhöhter Reizbarkeit des Organes und können, wenn man auf diese Dinge achtet, auch röntgenologisch an besonders günstig gelegenen Stellen wie der großen Kurvatur erkannt werden. Sie sitzen dann kappenförmig wie Nischenschatten dem Magenkontur auf, unterscheiden sich aber von Nischen grundsätzlich durch ihre Vergänglichkeit. Wir sahen sie gelegentlich bei Reizerscheinungen des Magens infolge benachbarter organischer Erkrankungen, am ausgesprochensten aber in einem Falle von nicht nischenbildendem Ulcus ventriculi in der Nähe der großen Kurvatur.

Ét/at mamellonnée. Schließlich sei noch des État mamellonnée gedacht, einer Schleimhautveränderung, die röntgenologisch nur in ihren gröbsten Ausmaßen sichtbar, gastroskopisch ebenfalls selten, aber bei meinen über 500 Magenspiegelungen doch immerhin 10 mal zur Beobachtung gelangt ist. Er ist nach Stoerck streng zu trennen von dem fälschlich als Etat bezeichnetem höckerigen Schleimhautaussehen bei hypertrophischen und granulären Gastritiden, von denen später die Rede sein soll. Er manifestiert sich auf einer absolut reizlosen gesunden Schleimhaut in Form einer körnigen Schleimhautstruktur. Die normaliter kaum sichtbaren Areolae erheben sich stärker als gewöhnlich über das Schleimhautniveau. Bis zur Höhe eines Hanfkornes wachsen diese Gebilde und zeigen ihren funktionellen Charakter daran, daß sie an den verschiedensten Stellen während der Sicht emporsprossen und wieder verschwinden. Sie können zwar ihre Höhe, aber nicht ihre Breite verändern, so daß es scheint, als wären sie an anatomisch vorgebildete Einheiten gebunden. Welche funktionelle Bedeutung sie haben, ob ihre Bildung und Rückbildung mit der Entleerung von Drüsengängen etwas zu tun hat, läßt sich zur Zeit noch nicht sagen, ist aber im Hinblick darauf, daß man diese Phänomene so selten sieht, nicht sehr wahrscheinlich.

Rolle der Muskelschichten für die Faltenformung. Stellen wir nun zum Schluß die Frage, ob für die Schleimhautfaltenstruktur die Muscularis mucosae oder die Muscularis propria maßgebend ist, so kommen wir in die größte Verlegenheit. Wie erwähnt, konnten wir eine geordnete Bewegung der Schleimhautfalten, wie Forssell sie bei seinen Untersuchungen feststellen konnte, im gastroskopischen Bild nie beobachten. Das ist um so auffälliger, als doch eine Fülle anderer Bewegungsphänomene endoskopisch gut sichtbar ist. Ob der Grund für das Versagen der endoskopischen Methode in der unphysiologischen Luftfüllung des Magens gesucht werden muß, kann im Augenblick nicht entschieden werden.

Die eingehenden Schleimhautuntersuchungen Forssells haben uns die Unabhängigkeit der Faltenstruktur vom Magenmuskelschlauch eindeutig gezeigt und so danken wir Forssell die Kenntnis von der selbständigen Funktion der Schleimhautfalten. Damit werden uns auch Bilder wie die eines faltenlosen, dabei aber kleinen und hypertonischen Magens verständlich. Ob aber das Gesamtbild des Mageninnenreliefs mit den Formungen der Längs- und Querfältelung, der bizarren oder regelmäßigen Struktur durch Kontraktionen der Schleimhautmuskulatur allein bestimmt wird, das scheinen mir Forssells Studien nicht zu beweisen. Auch die Muscularis propria ist offenbar von nicht unbedeutendem Einfluß auf die Faltenformung. Das Zusammendrängen von Längsfalten z. B. auf dem Gipfel einer peristaltischen Welle bei Fehlen von Falten im Peristaltikbauch, das man gastroskopisch und röntgenologisch beobachten kann, gibt sichere Anhaltspunkte dafür ab, daß bei der Faltenkonfiguration auch rein passive Momente gestaltgebend einwirken.

Die Gastritis.

Oberflächenniveau, Schleimhautfarbe und Faltenkonfiguration sind die Wegweiser sowohl für die Erkennung gesunder Mägen als auch besonders für die Diagnostik krankhafter Schleimhautprozesse. Alles das, was nicht Ulcus und nicht Carcinom ist, ist diagnostisch bisher sicherer Besitz nur der Gastroskopie. Keine andere unserer Magenuntersuchungsmethoden, auch nicht ihre Gesamtheit vermag uns ein so anschauliches Bild von dem pathologischen Geschehen der Magenschleimhaut zu geben wie die Gastroskopie, und so ist der Magenspiegel dazu berufen, die echte Schleimhauterkrankung des Magens, die Gastritis, das Stiefkind unserer bisherigen Magendiagnostik, besser zu erfassen. Eine große Umwälzung ist im Werden. Die ungeheuere Verbreitung der Gastritis wurde erkannt, ihre diagnostische Abgrenzung gegenüber dem Ulcus, dem Carcinom und vor allem gegenüber den Neurosen ist einwandfrei gelungen, ihre Stellung im Gesamtbilde der Magenpathologie wartet ihrer Erschließung. Viele fleißige Hände sind am Werk, ihre Formen voneinander zu trennen, ihre Beziehungen zum Ulcus und zum Carcinom zu klären, ihre Entstehungsbedingungen zu erforschen. Vieler Arbeit wird es bedürfen, um alle diese durch die Vorkämpfer der Gastroskopie Elsner und Schindler in Fluß gekommenen Fragen zu klären, denn noch ist die Erfahrung zu gering, um diesen ganzen Fragenkomplex eindeutig zu beantworten.

Um das Bild des so häufigen chronischen Magenkatarrhs folgerichtig aufzubauen, sollten wir eigentlich das des akuten Katarrhs gut kennen, aus dem der chronische sich entwickelt. Die gastroskopische Literatur versagt aber hier noch fast völlig, weil die Indikation zur Magenspiegelung bei der akuten Gastritis fast nie gegeben ist.

Die chronische Gastritis offenbart sich uns unter den verschiedensten Bildern. Wenn wir Schindler folgen, wie das Rahnenführer, Hohlweg, Korbsch getan haben, so dürften wir zwischen

1. Catarrhus mucosus,
2. Gastritis hypertrophicans,
3. Gastritis atrophicans

unterscheiden, wobei einige Abarten, wie die hämorrhagische, ulceröse, granuläre und polypöse Gastritis zur hypertrophierenden Form gerechnet werden. Mich hat diese schematisierende Einteilung, die für didaktische Zwecke durchaus begrüßenswert erscheint, je länger ich gastroskopiere, immer weniger befriedigt. Wissen wir doch aus Analogien mit Entzündungen anderer Schleimhäute, daß Alteration, Proliferation und Exsudation immer nebeneinander herlaufen, wenn auch die eine oder die andere Ausdrucksform das Bild mehr oder weniger beherrscht. So habe ich bei dem Oberflächenbild der kranken Magenschleimhaut äußerst selten eine einzige Erscheinungsform der Gastritis chronica über die gesamte Mageninnenfläche gleichmäßig verteilt angetroffen, vielmehr habe ich reine Schleimhautschwellungen neben typischen hypertrophischen (proliferativen) Veränderungen und atrophischen Bildern so häufig gesehen, daß es mir scheint, man müsse den Dingen Zwang antun, wenn man die chronische Gastritis in Einzelteile zerlegt, die in ganz reiner Form nur äußerst selten zu finden sind. Weiterhin scheint es mir einer gewissen Willkür nicht zu entraten, wenn man aus reinen Oberflächenveränderungen (Niveaudifferenzen und Farbennuancen) Schlüsse ableitet auf einen Vorgang, der sich vor allem unter dem Oberflächenepithel abspielt und der nicht selten auch die tieferen Magenwandschichten mit ergreift. Es sei denn, daß man die diesen Oberflächenveränderungen zugrunde liegenden pathologisch anatomischen, nur histologisch faßbaren geweblichen Abänderungen von der Norm kennt. Ohne diese Kenntnis erscheint es uns nicht erlaubt, z. B. einen exsudativen Prozeß von einem proliferierenden zu trennen, weil das Substrat des Gewebeüberschusses sowohl eine Vermehrung der Gewebsflüssigkeit als auch eine Vermehrung des Bindegewebes sein kann. Stoerck, auch Konjetzny und seine Schüler haben zwar eine solche Beschreibung von Schleimhautbildern auf histologischer Grundlage versucht, für die gastroskopischen Befunde fehlen systematische histologische Untersuchungen bislang noch völlig. So befinden wir uns bezüglich der Nomenklatur der chronischen Gastritis zur Zeit noch auf wenig gesichertem Boden. Ich will mich daher mit der genauen Beschreibung der gastroskopischen Bilder begnügen und nichts präjudizierend von der Schindlerschen Einteilung der chronischen Gastritiden nur deswegen Gebrauch machen, weil es mir zum besseren Verstehen zweckmäßig erscheint.

Oberflächenkatarrh. Die geringgradigsten Oberflächenveränderungen befinden sich bei der von Schindler als oberflächlichem Schleimhautkatarrh bezeichneten leichtesten Form der Gastritis. Die Schleimhaut erscheint hierbei weniger klar, leicht getrübt, aufgelockert, die Feuchtigkeit ist vermehrt, die Reflexe eher gesteigert, die normale Grübchenzeichnung erscheint verwischt, so daß die Fläche glatter ist. Bei höheren Graden ist der Schwellungszustand der Schleimhaut ausgeprägter, die Falten werden breiter, die ganze Oberfläche erscheint aufgedunsen, glasig, ödematös. Zu diesen Gestaltsveränderungen der Schleimhaut gesellen sich meist auch schon Zeichen veränderter Blutverteilung. Flächenhafte, fleckige oder streifige Rötungen, die meist unscharf begrenzt sind, heben sich von den helleren gelblichen Schleimhautteilen ab, ohne im Niveau von ihnen abzuweichen. Dazu findet sich häufig, wenn auch keineswegs immer, eine Vermehrung des Schleimes. Er liegt der Magenwand in Form einer durchsichtigen glasigen Schicht auf oder bedeckt sie in Gestalt graubläulicher

Netze und Fasern, manchmal auch in feinsten Schleiern, viel seltener als dicke zusammenhängende weißlichgraue Schicht an der Oberfläche haftend. Diese unkomplizierte katarrhalische Oberflächenveränderung findet sich am häufigsten in den oralen Teilen des Magens (Fornix und Korpus). Sie kann sich isoliert an umschriebener Stelle entwickeln, aber auch über große Flächen der Schleimhaut ausbreiten. Auch das Antrum bleibt dann nicht verschont, ja kann sogar als einziger Teil von diesem Prozeß besonders befallen sein.

Fall 434. 1915 Ruhr, seit dem Kriege gelegentlich Drücken in der Magengegend kurz nach dem Essen, Obstipation, Appetitlosigkeit. In den letzten 6 Monaten haben sich die Beschwerden verstärkt. Gewichtsverlust 14 Pfund.

Röntgenologisch: Atonie, zarte Falten, früh beginnt tiefwellige Peristaltik, schnelle Pylorusentleerung. Bulbus o. B.

Acidität: 6/26.

Gastroskopie: Gute Übersicht. Pylorusöffnung und -schluß o. B., flachwellige regelmäßige Antrumperistaltik. Die ganze Magenschleimhaut ist leicht gedunsen, überall glasiger Schleimbelag. Besonders im Antrum, aber auch im Sinus sind mäßig viele fleckige Rötungen ohne Unebenheiten sichtbar. An der Hinterwand der großen Kurve einige flache wie Narbenstränge aussehende Leisten (alte Ulcera?).

In solche Bilder mischen sich häufig Blutungsherde hinein. Braunrötliche zackig begrenzte Flecke mit rauher wenig spiegelnder Oberfläche, teils noch von Epithel bedeckt, teils mit deutlichen Defekten der Deckschicht. Daneben ältere Blutungszeichen in Form von braunen Pigmentflecken. Aber auch ohne Zeichen vorangegangener Blutung zeigen solche Schleimhäute nicht ganz selten größere oder kleinere Defekte der Oberfläche. Erstere sind gekennzeichnet als deutlich eingefallene über hanfkorngroße flache Bezirke mit einem meist äußerst feinen, vielfach flachen, aber auch gelegentlich leicht erhabenen Rötungshof und einer grauweiß belegten Arrosionsfläche. Letztere meist unter Hanfkorngröße imponieren als ganz reaktionslose meist zackige ganz oberflächliche Einrisse der Schleimhaut, in deren seitlicher Begrenzung man bei Nahsicht noch die Fetzen der abgehobenen Oberflächenschicht erkennen kann. Sind diese letzteren Schleimhautdefekte aus Hämorrhagien sicher nicht entstanden, wie man aus dem Fehlen des Blutungshofes schließen kann, sondern wahrscheinlich als kleinste Epitheldesquamationen alterierter Oberflächenstellen aufzufassen, so ist die Bildung ersterer Defekte aus Blutungsherden häufig offenbar, häufig aber auch zweifelhaft, weil der Rötungssaum so fein sein kann, daß er wie beim frischen Ulcus rotundum als reaktive hyperämische Zone seine ungezwungene Erklärung finden kann.

Der Verlauf dieser oberflächlichen mukösen Gastritis ist bei Behandlung gewöhnlich gutartig. Die Beschwerden schwinden schnell, die Schleimhaut gewinnt in ganz kurzer Zeit ihre spiegelnd glatte Oberfläche wieder und die Stigmata sowie die Erosionen, die aber gelegentlich in Schüben wiederholt andere Magenstellen befallen, heilen meist schnell ohne Narbenbildung ab. Die Neigung solcher Kranker zu Rezidiven ist aber groß und so begegnen uns Fälle, bei denen es nicht mehr zu einer völligen Reparation der Schleimhaut kommt, bei denen vielmehr mit den charakteristischen eintönigen Veränderungen des Schleimhautkatarrhs deutliche Zeichen entweder von Atrophien oder von Proliferationen, also gröberen geweblichen Störungen der Oberflächenschicht der Schleimhaut kombiniert sind.

Fall 453. Seit $1^1/_4$ Jahren Appetitlosigkeit mit Schmerzen in der Nabelgegend, in der ersten Zeit nur morgens früh, jetzt den ganzen Tag anhaltend. Aufstoßen nach dem Essen. Verstopfung. Kopfschmerzen.

Klinisch: Nabelhernie. Oberbauch aufgetrieben, keine Druckschmerzhaftigkeit. Keine Leberschwellung. 66% Hämoglobin nach Sahli.

Röntgenologisch: Zarte Falten, glatte Konturen, Pylorus offen. Träge Peristaltik. Bulbus symmetrisch. Kleiner 3 Stunden-Rest.

Acidität: —28/—18, —26/+14, —25/+20.

Gastroskopie: Gute Übersicht bis zum Pylorus. Im Antrum regelmäßige und gleichmäßige Ringperistaltik. Schleimhautfalten zart. Schleimhaut im Sinus und Korpus fleckweise äußerst dünn und glatt, graugrünlich verfärbt, stellenweise leicht aufgerauht und stumpf, lebhaft gerötet. Mäßig starker glasig durchsichtiger Schleimbelag. Die Capillaren sind auffallend deutlich sichtbar, an den Enden aufgesplittert, mit kleinen Blutungsherden umgeben. Die Venen sind sehr breit und stark über das Schleimhautniveau hervortretend.

Dürfen wir in diesen Fällen den Übergang oberflächlicher Schleimhautkatarrhe zu atrophierenden Formen erblicken, so finden wir bei anderen Mägen auch typische hypertrophische Vorgänge mit mukösen Oberflächenveränderungen gepaart.

Fall 420. Klinisch: Vor 2 Jahren Cholecystektomie wegen Hydrops der Gallenblase. Seit 8 Wochen Schmerzen in der Magengegend oberhalb des Nabels unmittelbar nach den Mahlzeiten. Kann fette Speisen nicht vertragen. Besserung bei breiiger Kost. Schlechter Appetit. Gewichtsabnahme. Skoliose der Brustwirbelsäule. Reizlose Laparotomienarbe. Druckschmerzhaftigkeit oberhalb des Nabels im Bereiche der Narbe in der Medianlinie.

Acidität: 0/20, 12/22, 22/38. Mäßig viel Schleim.

Röntgenologisch: Zarte Falten, Antrum rechts verzogen. Großer asymmetrischer Bulbus duod. Kein Ulcus. Majorrecessus erweitert, Minorrecessus abgeflacht. Kleiner 3 Stunden-Rest im Magen und Bulbus.

Gastroskopie: Gute Sicht. Pylorus offen, starr. Die Schleimhaut ist im ganzen blaß, von grünen Schleimnebeln bedeckt. Im Fornix und oberen Korpus fleckige und streifige Rötungen und allgemeine Trübung. In den aboralen Partien Schleimhaut aufgelockert wie ein Flauschteppich, fleckig graurot, sieht wie gesprenkelt aus. An der kleinen Kurve des Korpus grobe Wulstungen, die nach der Vorderwand zu in Körnelungen übergehen. Hier lebhafte Rötung besonders an den Spitzen der Höcker. Mäßig viel schleimiges, zum Teil gelbgrünes Sekret.

Mit diesen Beispielen, denen ich zahlreiche weitere hinzufügen könnte, ist die Möglichkeit der Fortentwicklung der katarrhalischen Oberflächenveränderungen von rein alterativen Epithelschädigungen mit exsudativen Vorgängen sowohl zu den proliferativen als auch zu den atrophierenden Prozessen als gegeben zu betrachten. Ja nicht so ganz selten kommen alterative und exsudative neben proliferativen und atrophischen Oberflächenformungen auf ein und derselben Magenschleimhaut vor, als Ausdruck dessen, daß die vorhandene Schädigung zu örtlich ganz verschiedenen Reaktionen führen kann, wobei teilweise die Zell- und Flüssigkeitsausschwemmung, teilweise die Bindegewebsneubildung überwiegt und je nach dem Ausgang des Kampfes die völlige Reparation, die Narbenbildung oder die Atrophie resultiert. Dabei hat man, wie Schindler und Korbsch betonen, tatsächlich den Eindruck, als neige die Antrum- und Pylorusschleimhaut mehr zur Bindegewebsreaktion, die Korpus- und Fornixschleimhaut hingegen mehr zur Exsudation und, wie ich hinzufügen möchte, zur Atrophie.

Gastritis hypertrophicans. Bei diesem Wechsel der Erscheinungen sieht man jedoch auch häufig Veränderungen, die sich ausnahmslos in die Beschreibung der reinen Gastritis hypertrophicans Schindlers unterbringen lassen. Es handelt sich hierbei meist um Oberflächenprozesse, die ein viel eindrucksvolleres

Bild darbieten als die bisher besprochenen mukösen Katarrhe (Schindler). Die Schleimhaut ist stärker gerötet, rauh, aufgelockert, wie ein Flauschteppich samtartig geschwollen, reflexlos, stumpf, bei höheren Graden rissig, wie aufgefasert, fetzig. Die Oberfläche ist uneben, über das Niveau erheben sich hanfkorngroße Höcker mit gerötetem Gipfel. Sie sitzen, wenn auch atrophische Prozesse sich einmischen, auf einem eigenartig graugelb bis grünlich gefärbten Boden und heben sich bei solchen Farbendifferenzen von ihrer Unterlage besonders gut ab. Doch nicht nur Höcker von Kornform, sondern auch leistenartige, beetartige Erhebungen, ja wulstartige, ganz groteske Vorwölbungen, hochrot, beleben das Bild. Ihr Prädilektionssitz ist das Antrum und die kleine Kurvatur (Schindler, Korbsch), doch sind sie bei ausgeprägten Fällen überall

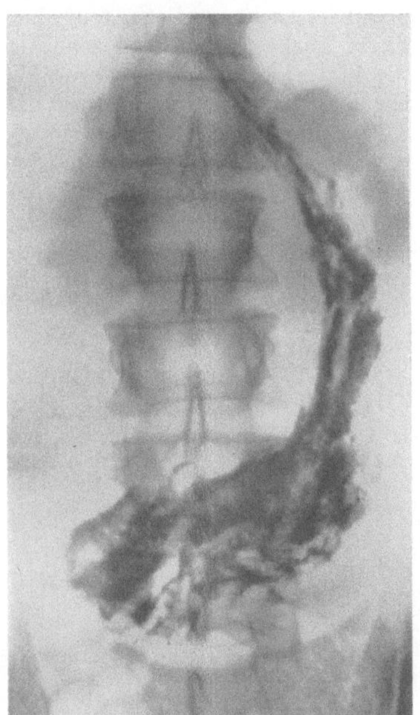

Abb. 22. (Fall 267.) Gastritis hypertrophicans mit Körnelungsrelief und starren und breiten Falten. (Übersichtsbild.)

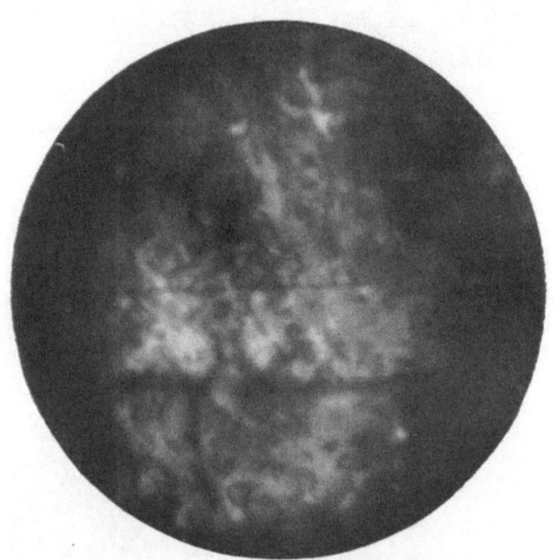

Abb. 23. (Fall 267.) Antrumteil von Abb. 22. Ausschnitt bei dosierter Kompression aufgenommen. Körnelungsrelief (normale Größe).

vom Fornix bis zum Antrum sichtbar. Sind die Wulstbildungen sehr ausgeprägt, so ähneln sie, da sie auch starr erscheinen und beim Peristaltikablauf in toto mitbewegt werden, carcinomatösen Infiltrationen um so mehr, als die krebsigen ebenso wie die gastritischen Wülste und Buckelungen häufig ulcerative Schleimhautveränderungen erkennen lassen.

Die höchsten Grade proliferativer Schleimhautveränderungen sah ich in Fällen, in denen eine Stagnation des Mageninhaltes mit saurer Gärung vorhanden war, bei Pylorus- und Duodenalstenosen und oberhalb von Sanduhrmägen. Ob diese Stagnation der Ingesta die Bildung der beschriebenen Magenwandveränderungen begünstigt oder ob sie erst Folge der proliferativen Prozesse ist, kann ich aus meinem Material noch nicht entscheiden. Nur auf die Häufigkeit des örtlichen Zusammentreffens beider Erscheinungen sei hingewiesen.

Als Beispiel hochgradigster hypertrophischer Gastritis diene folgende Beobachtung.

Fall 267. Klinisch: Seit 8 Jahren zunehmende Magenbeschwerden, 1 Stunde nach dem Essen beginnend. Früher häufig Durchfall, jetzt eher verstopft. Häufig saures Erbrechen, danach Erleichterung. Starke Gewichtsabnahme. 1 Liter Nüchternsekret mit alten Speiseresten.

Acidität: 40/54.

Röntgenologisch: Ulcus duodeni mit Duodenalstenose und stark ektatischem Magen. Schleimhautbild zeigt grobe Aussparungen (Abb. 22 und 23) und breite gegen die normale Faltenrichtung verlaufende Schleimhautfalten.

Gastroskopie: Riesengroßer, tiefliegender Magen mit ausgezeichneter Übersicht. Die gesamte Schleimhaut ist leicht verdickt, trüb, hat wenig Reflexe, ist hochrot, zum Teil scheckig rotgelblich gefleckt. Überall vom Pylorus bis zur Fornix über alle Wandteile verteilt ist die Schleimhaut mit dichtstehenden breiten, breitbasig aufsitzenden größeren und kleineren, granulären und beetartigen, leistenförmigen Erhebungen besetzt. Zwischen diesen Vorwölbungen, die eine stärkere Rötung zeigen, liegen straßenartige Vertiefungen mit mehr graugelber Tönung

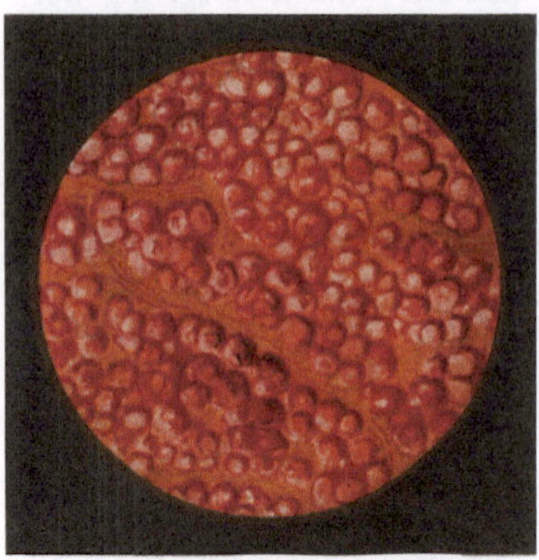

Abb. 24. (Fall 267.) Körnelungsrelief (gastroskopisches Bild).

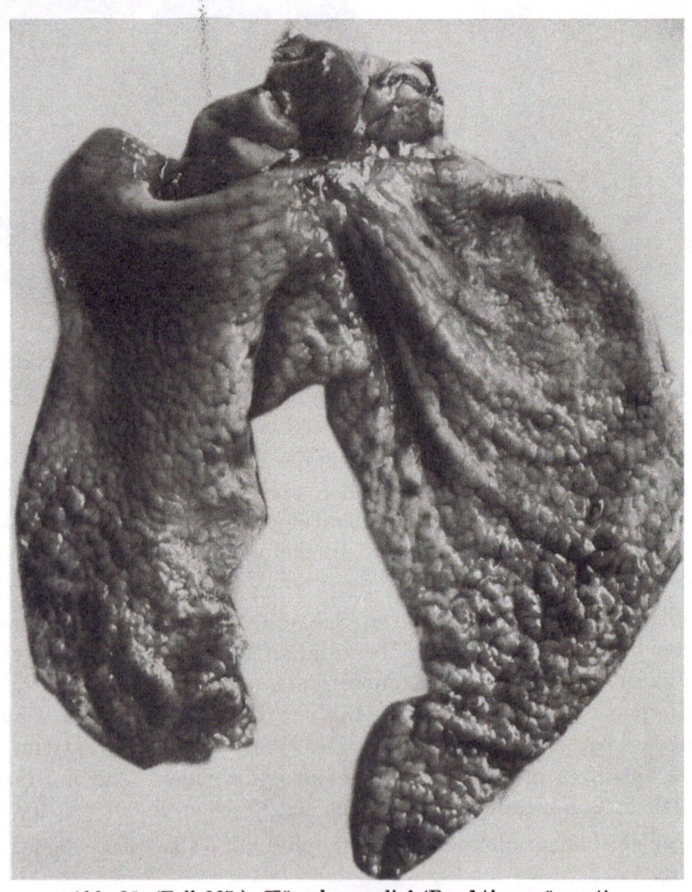

Abb. 25. (Fall 267.) Körnelungsrelief (Resektionspräparat).

und dazwischen unregelmäßig verstreut flache, etwa hanfkorn- bis erbsengroße Abflachungen der Schleimhaut mit rauher Oberfläche und fehlender äußerer Schicht, meist grauschmierig belegt (Abb. 24). Die Schleimhautfalten fehlen zumeist oder wo sie vereinzelt vorhanden sind, sind sie besonders grob und in ihrem Verlauf unregelmäßig. An der Hinterwand nahe der kleinen Kurvatur sind jedoch auch eine Anzahl zarter paralleler Falten sichtbar, die sich bei peristaltischen Bewegungen bilden und verschwinden. Pyloruskanal bis einschließlich Pylorus gut sichtbar. Pylorus öffnet sich nur wenig, schließt sich fest. Ulcus nicht sichtbar.

Die vorgenommene Operation bestätigte das Vorhandensein eines stenosierenden Ulcus duodeni und zeigte auch am aufgeschnittenen Magen die beschriebenen gastroskopisch und röntgenologisch festgestellten Schleimhautveränderungen (Abb. 25). Bei der histologischen Untersuchung fanden sich Gewebsveränderungen, die für die Gastritis hypertrophicans charakteristisch sind (Abb. 26 und 27).

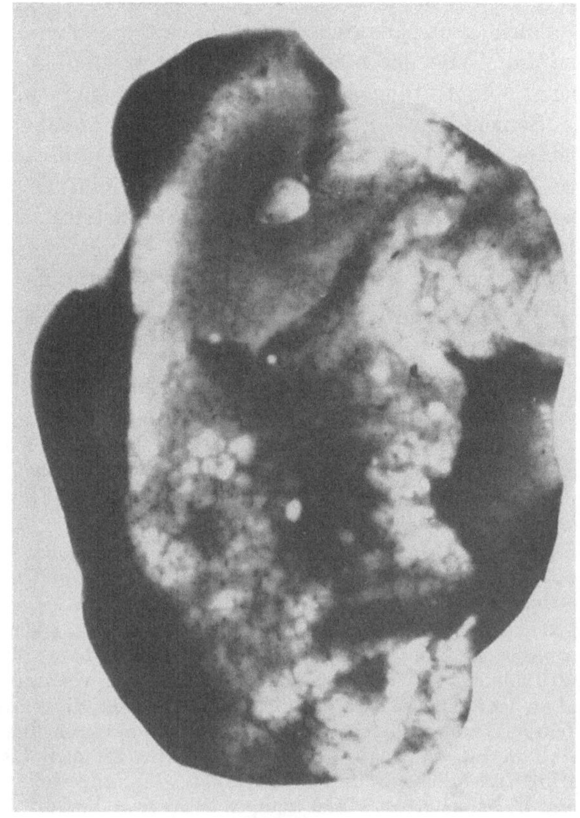

Abb. 26. (Fall 267.) Resektionspräparat schleimhautseits mit Zwischenlage einer Kontrastbreischicht zusammengeklappt (Röntgenogramm).

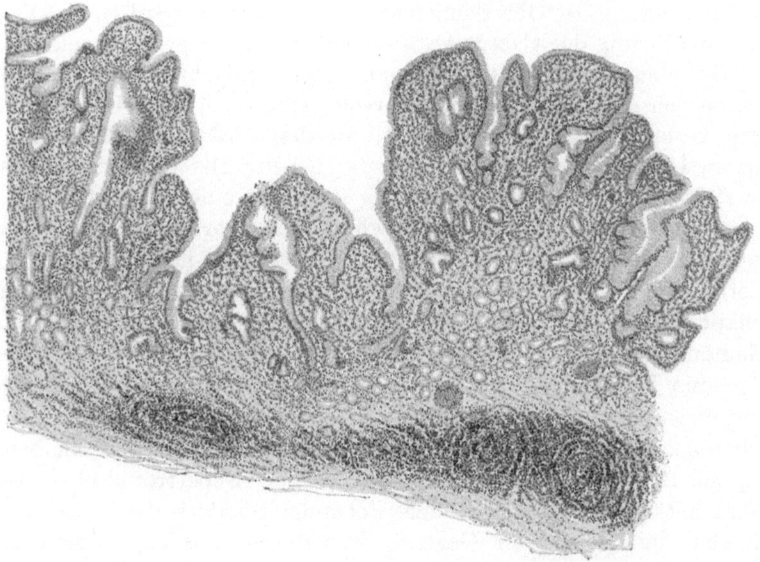

Abb. 27. (Fall 267.) Histologisches Präparat (nach dem Original gezeichnet). Gastritis hypertrophicans.

Solche grotesken Schleimhauthöckerungen sind nicht gerade häufig, meistens sind nur Teile der Magenschleimhaut besonders stark befallen, andere Stellen zeigen nur Rötungen, fleckige Verfärbungen, Felderungen. Wenn man aber die Schleimhäute gut absucht, sind Erhabenheiten körniger, wulstiger oder leistenförmiger Gestalt, die auch im Röntgenbild bei Kompression und geeigneter Breiverteilung mit der Methode der kleinen Breimengen, wie ich sie früher beschrieben habe, darstellbar sind, bei Gastritiden unseres Materials eine durchaus häufige Erscheinung. Allerdings scheinen gerade die ausgesprochen hypertrophischen Prozesse bezüglich ihrer Häufigkeit starke örtliche Verschiedenheiten aufzuweisen, wenn Korbsch sie bei seiner großen Erfahrung als selten bezeichnet.

Fälle, wie sie uns unzählige Male begegnet sind, zeigen etwa folgendes Bild:

Fall 390. Klinisch: Vor 2 Jahren Magenbeschwerden, bitteres Aufstoßen, Drücken nach dem Essen, manchmal krampfartig. Jetzt seit 3 Monaten wieder Schmerzen nach dem Essen. Appetitlosigkeit, Schneiden in den Därmen, Mattigkeit.

Acidität: Nüchtern 30 ccm Schleim. 12/27. Fraktionierte Ausheberung (Coffein) 15/22, 28/43, 56/66, 67/77, 64/74, 52/62, 22/32.

Röntgenologisch: Atonie und leichte Ektasie, glatte Konturen, grobe Falten, Bulbus groß, symmetrisch. Peristaltik o. B. Mittlerer 4 Stunden-Rest. Aufhellungen im Schleimhautbild.

Gastroskopie: Gute Übersicht. Wenig graues, schleimiges Sekret. Im ganzen Fornix, Korpus und Sinus fleckige Rötungen mit leichter allgemeiner Schleimhautschwellung und Trübung. In diesem ganzen Gebiet liegen verstreut, besonders an der Vorderwand und an der kleinen Kurve lebhaft gerötete Höcker, die auf ihrem Gipfel gelegentlich Epitheldefekte erkennen lassen. Nach dem Antrum zu nehmen die Unebenheiten der Oberfläche an Intensität ab, sind aber in geringerer Zahl bis zum Pylorus vorhanden. Verstärkte Verletzlichkeit der Schleimhaut. Führungsstelle des Gastroskops blutig tingiert. Kein Ulcus sichtbar. Viel fädiger Schleimbelag auf der Schleimhaut. Pylorusaktion normal.

Aus den letzten zwei Beispielen wird schon offenbar, daß gerade die mit proliferierenden Gewebsveränderungen einhergehenden Gastritiden eine ausgesprochene Neigung zu Oberflächenläsionen aufweisen (Schindler). Sowohl die leichte Berührung der Gastroskopspitze als auch der Seitendruck des Instruments an der Magenwand hinterläßt meist blutig gefärbte Flecke und Straßen. Doch haben wir bei mehrfachen Kontrollgastroskopien auch bei hochgradig gastritisch geschädigten Schleimhäuten an den äußerlich verletzten Magenwandpartien Ulcerationen niemals auftreten sehen. Die Regenerationsfähigkeit selbst so schwer erkrankter Schleimhäute muß also eine sehr gute sein. Neben solchen mechanischen Verletzungen sehen wir, worauf schon Schindler, Hohlweg, Rahnenführer, Korbsch hingewiesen haben, gerade bei den zu Hypertrophien neigenden Gastritiden besonders oft Spontanläsionen der Schleimhaut. Kleinste Epitheldesquamationen finden sich auf der Höhe der Unebenheiten, Erosionen bilden sich mitten in hochgradig entzündeten Gebieten, ja richtige zum Teil tiefgreifende Ulcera mit scharf geschnittenem oder zackigem Rand und meist schmierig grauweißlichem Geschwürsbelag, teils röntgenologisch als Nischenulcera imponierend, teils skiaskopisch unerkennbar bleibend, sind eine häufige Begleiterscheinung der chronischen hypertrophischen Gastritis. Schindler hat deshalb eine besondere Form der Gastritis die Gastritis ulcerosa unterschieden und sie als der Gastritis hypertrophicans zugehörig bezeichnet. Ich kann die Häufigkeit der Verquickung ulceröser und proliferierender

Schleimhautveränderungen nur bestätigen und möchte als besonders eindrucksvolles Beispiel folgende Beobachtung anführen.

Fall 200. Klinisch: Seit 5 Monaten Schmerzen 10 Minuten post coen. Aufstoßen, Appetitlosigkeit.

Acidität: 19/46 (Ewald-Boas).

Röntgenologisch: Tiefstand und Atonie. Nischenulcus oberhalb des Winkels der kleinen Kurvatur. Aufhellungen körniger Art im Schleimhautbild (Abb. 28 und 29).

Gastroskopie: Viel graugrünes, schmutziges Sekret. Auf den Magenwänden reichlich glasiger und schaumiger Schleim. Sehr langer Magen. In der Fornix und im oberen Korpus an der Hinterwand körnige Granulationen mit geröteten Spitzen dicht gesät. Vorderwand und große Kurvatur des Korpus zeigen scheckige Verfärbung und strich- und flächenhafte submuköse Blutungen mit unregelmäßig großen spärlichen Höckerungen. Im oberen Teil des Korpus an der Vorderwand besteht ein linsengroßes scharfrandiges, oberflächliches, rundes Ulcus mit gerötetem und erhabenem Rand und speckig gelblichem Belag, in seiner Umgebung stärkere und dichter stehende Höckerungen. Weiter unten im Sinus ebenfalls an der Vorderwand ein zweites, etwa bohnengroßes und etwa $^1/_2$ cm tiefes Ulcus von gleicher Gestalt. An der kleinen Kurvatur der Hinterwand oberhalb der Umbiegungsstelle ist die Schleimhaut in großer Ausdehnung blasig ödematös geschwollen und intensiv gerötet und trägt einen tiefen Geschwürkrater, dessen Grund von rötlichen Granulationen bedeckt ist. Im ganzen Sinus, besonders an der Hinterwand sehr reichlicher Schleimbelag mit glitzernden Reflexen. Überall daselbst höckerige Erhebungen von Hirsekorngröße mit grauweißen Flekkungen der Schleimhaut. Antrum ebenfalls gleichsinnig verändert, aber im ganzen weniger stark befallen.

Bei so zahlreichen Ulcerationen aller Größen und Tiefengrade bis zu so tiefgreifenden Gewebszerstörungen, daß im Röntgenbild fingernagelgroße Nischen sich fin

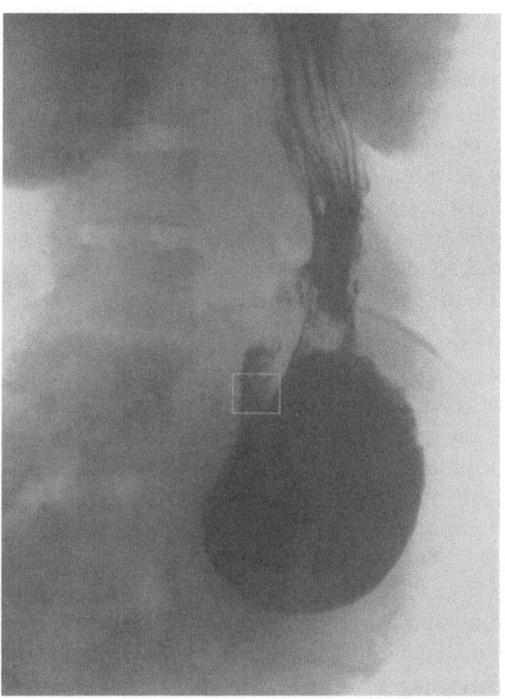

Abb. 28. (Fall 200.) Großes Nischenulcus an der kleinen Kurvatur.

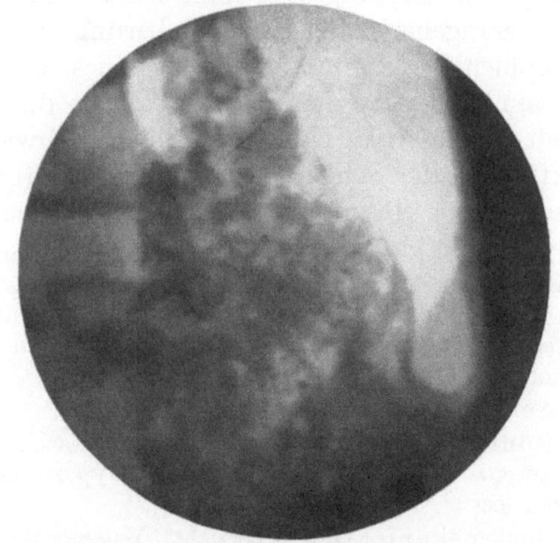

Abb. 29. (Fall 200.) Eingerahmter Bezirk von Abb. 28 zeigt bei dosierter Kompression Körnelungsrelief. Gastroskopisch: Gastritis hypertrophicans.

den, wird sich für das gleichzeitige Vorhandensein einer Gastritis stets die Frage von Ursache und Wirkung erheben. Bezüglich unserer Stellungnahme zu dem ganzen Fragenkomplex sei auf spätere Ausführungen verwiesen. Für den vorliegenden Fall dürfte es schwer sein, die Gastritis und die Ulcera bezüglich ihrer Genese unabhängig voneinander zu betrachten. Ob ein Kausalzusammenhang beider vorhanden ist, bleibe dahingestellt, die Ansicht mancher Autoren aber, daß die Gastritis als Ulcusfolge zu betrachten ist, wird sich bei einer so hochgradigen Allgemeinerkrankung der Magenwand nur sehr schwer stützen lassen. Viel wahrscheinlicher dürfte es erscheinen, daß entweder die Ulcusentstehung ursächlich mit der ausgebreiteten Gastritis im Zusammenhang steht und eine mittelbare oder unmittelbare Folge der diffusen Schleimhauterkrankung darstellt, oder aber daß beide, Ulcus und Gastritis, einem gemeinsamen Faktor, wie z. B. der Konstitution ihre Entstehung verdanken und so als verschiedene Stadien (Hohlweg) oder verschiedene Ausdrucksformen ein und derselben Krankheit aufzufassen sind.

Gastritis atrophicans. Gehört die Gastritis hypertrophicans neben dem blanden Oberflächenkatarrh zu den häufigsten gastroskopischen Befunden, so sehen wir einen reinen über den ganzen Magen ausgebreiteten atrophischen Katarrh mit völligem Drüsenschwund nur ganz ausnahmsweise. Es muß ohnehin zweifelhaft erscheinen, ob die diffuse Atrophie der Schleimhaut überhaupt noch als Gastritis zu werten ist, oder ob sie nicht bereits einen Ruhezustand darstellt, der das Endglied einer Gastritis sein kann, aber nicht zu sein braucht. Viel häufiger ist das Bild der fleckigen Atrophie. Dabei heben sich leicht eingesunkene graugrünlich erscheinende Areale teils mit, teils ohne eine Deckschicht von durchsichtigem glasigen Schleim von der übrigen gleichmäßig rötlich erscheinenden Schleimhaut deutlich ab. Bei Nahsicht ist die normale Grübchenzeichnung an diesen atrophischen Stellen nicht erkennbar oder viel feiner als in der Norm, die Arterien und Venen treten besonders stark hervor, die Schleimhaut erscheint auffallend glatt und dünn, ist sehr leicht lädierbar. Meist sieht man frische Blutungsstellen an den Druckstellen, die durch das Gastroskop oder die vorangehende Magenausheberung gesetzt sind. Sind solche lokalisierte Atrophien wegen der Möglichkeit des Vergleiches mit benachbarter gesunder Schleimhaut gut erkennbar, so macht die gastroskopische Diagnose eines diffusen atrophischen Katarrhs größere Schwierigkeiten. Die leicht grünlich graue Verfärbung der Schleimhaut und ihre Glätte ist der Wegweiser für die Diagnose, das stärkere Hervortreten der Gefäße eine weitere Stütze.

Fall 458. Klinisch: Im Felde mehrfach Darmkatarrh, einmal ruhrartig. 1925 erneut Durchfälle, nach zweimonatiger Behandlung gebessert, seitdem häufiger Durchfall, gelegentlich Verstopfung. Magendrücken nach der Nahrungsaufnahme. Fast völliger Zahnmangel. Leberrand druckempfindlich. Leib aufgetrieben. Lymphocyten 36% bei 6000 Gesamtleukocyten.

Acidität: Inacidität.

Röntgenologisch: Stierhornform. Rasche Entleerung bei offenem Pylorus, glatte Konturen. Mittelwellige Peristaltik. Hypertonus. Zarte Fältelung. Nach 3 Stunden Magen leer.

Gastroskopie: Gute Übersicht. Magenentfaltung durch Luft macht wegen Schmerzen und Rülpsen einige Schwierigkeiten. Sehr zahlreiche, geschlängelte, abnorm zarte Magenfalten. Magen verjüngt sich trichterförmig zum Pylorus. Wenig grauer Schleim. Schleimhaut scheckig, graugrünliche Stellen wechseln mit graurötlichen Partien ab. Die Gesamtfarbe ist gelblich-grün. Bei Dehnung erscheint die Schleimhaut abnorm dünn. Areolazeichnung völlig verwischt. Oberfläche ganz glatt. Venen und Arterien sehr deutlich voneinander unterscheidbar, buckeln sich über das Schleimhautniveau stark vor.

Das ist das typische Bild einer totalen reinen Schleimhautatrophie. Die Seltenheit so reiner atrophischer Katarrhe spricht dafür, daß bei der Häufigkeit der Inaciditäten und der Achylia gastrica eine völlige Anadenie doch verhältnismäßig selten erreicht wird. Die Störung der Funktion geht dem anatomischen Drüsenschwund lange voraus, ja kann schon vorhanden sein, wenn gastroskopisch noch nicht die geringsten Anzeichen für eine Atrophie bestehen. Finden sich aber mit dem Magenspiegel ausgedehnte atrophische Schleimhautstellen, dann ist klinisch eine Inacidität die Regel, auch wenn noch große Teile der Magenschleimhaut normal erscheinen, oder gar hypertrophische Veränderungen aufweisen. Ob überhaupt die totale Atrophie der Magenschleimhaut bei chronisch gastritischen Prozessen jemals erreicht werden kann, vermag ich aus meinem gastroskopischen Material bislang noch nicht zu entscheiden. Ich sah bisher nur reine Atrophien oder Mischformen von Oberflächenkatarrhen oder proliferativen Veränderungen mit atrophischen Vorgängen. Eine totale Atrophie aber bei früher einwandfrei festgestellter muköser oder hypertrophischer Gastritis ist mir bisher noch nicht begegnet. Für solche Verläufe sind sicher lange Zeiten notwendig, und so ist es möglich, daß bei Nachuntersuchung meiner Fälle die Atrophie als Restzustand langjähriger Entzündungen, wie wir das bei anderen Schleimhäuten ja kennen, offenbar wird.

Die chronische Gastritis mit den Bildern und Verlaufsformen, wie wir sie zu entwickeln bemüht waren, tritt uns entweder als ein selbständiges oder als ein sekundäres Leiden entgegen. Ihre ungemein große Häufigkeit macht die Feststellung der Ätiologie in vielen Fällen unmöglich. Exogene und endogene Schädigungen kommen in Frage. Von ersteren wird besonders der Alkohol, das Nicotin, ungeeignete besonders verdorbene Speisen mit ihrer direkten Einwirkung auf die Schleimhautoberfläche, von letzteren werden Zirkulationsstörungen aller Art, chronische und Stoffwechselgifte, bakteriotoxische Einflüsse als Noxen für die Entstehung einer chronischen Gastritis beschuldigt. Auf welchem Wege diese Schädlichkeiten schließlich zu einer schweren Magenwanderkrankung führen, kann nach den bisherigen Kenntnissen noch nicht entschieden werden. Verhältnismäßig selten liegen die kausalen Zusammenhänge einer bestehenden Gastritis mit irgendeiner Noxe so klar, daß sie über allen Zweifel erhaben wären und so dürfte es von Interesse sein, den Fällen besonders nachzugehen, die beim Vorhandensein anderer Störungen Beschwerden haben, wie wir sie bei chronischer Gastritis zu finden gewohnt sind. Mir schweben dabei die dyspeptischen Klagen vor allem bei Bleiintoxikationen, bei Erkrankungen der Gallenwege und bei Magenoperierten vor Augen.

Die Gastritis der Bleikranken. Wir konnten eine Reihe von Kranken untersuchen, die kürzere oder längere Zeit mit Bleimetallen in Berührung gekommen waren. Teils waren es Gießer, teils Maler mit ganz unbestimmten magen- oder darmdyspeptischen Beschwerden, vielfach auch ohne die geringsten Klagen, die auf den Verdauungskanal deuteten. Alle aber hatten sie Symptome, wie sie für die chronischen Bleiintoxikationen charakteristisch sind, hatten zum Teil früher schon echte akute Bleivergiftungen überstanden, und bei einem Teil derselben konnten durch die liebenswürdige Unterstützung des Hygienischen Instituts in Halle, für die ich Herrn Prof. Paul Schmidt und seinem Mitarbeiter Herrn Dr. Seiser besonders danken möchte, im Stuhl, Urin und Blut als Zeichen noch vorhandener Bleischädigung pathologische Bleimengen festgestellt werden. Da bei diesen Kranken anamnestisch andere schädigende Momente nicht eruierbar waren, so fühlen wir uns berechtigt, die im Magen erkennbaren pathologischen Veränderungen auf die chronische Bleiintoxikation ursächlich zurückzuführen. Die Befunde erscheinen uns besonders deswegen bemerkenswert, als in der Literatur sich Hinweise auf Magenstörungen bei Bleiarbeitern nur spärlich finden und als die für die Bleiintoxikation charakteristischen Dyspepsien meist nicht auf den Magen, sondern vor allem auf den Darm bezogen werden. Außer Glaser haben v. Bergmann und Full und v. Friedrich auf die Häufigkeit von Ulcera ventriculi bei Bleikranken hingewiesen und die Entstehung solcher Ulcera mit der spezifischen Giftwirkung des Bleies auf den Vagus zu erklären versucht[1].

Es hat sich nun bei der Magenuntersuchung solcher Bleikranker ein äußerst buntes Bild von Veränderungen der Magenschleimhaut ergeben. Alle die Oberflächenprozesse, die wir bei der chronischen Gastritis zu sehen gewohnt sind, kommen auch bei Bleikranken vor.

Als Beispiel einer hypertrophischen Gastritis diene folgende Beobachtung.

Fall 341. Klinisch: Seit 3 Monaten mit Bleiweiß beschäftigt. Vor 14 Tagen plötzlich heftige Koliken, als Ileus in die chirurgische Klinik eingeliefert. Bleisaum, basophile Körnelung.

Acidität: —5/12, 20/26, 37/47, 42/52, 38/52, 38/50, 14/22.

Röntgenologisch: Hypertonus. Hyperperistaltik. Spasmen im Kolon. Obstipation.

Gastroskopie: Hochgradige, unregelmäßige, wirre, aber zarte Fältelung der Magenschleimhaut mit zahlreichen geröteten Höckern im Antrum und Sinus. Fleckige Rötungen. Gleichmäßiger starker Schleimbelag. Pylorus meist offen.

In anderen Fällen finden sich außer Hypertrophien zahlreiche Epitheldefekte.

Fall 325. Klinisch: Bleiintoxikation, mit Bleisaum, Darmkoliken, Kopfschmerzen, Erbrechen. Appetitlosigkeit. Leib: keine Druckschmerzhaftigkeit. Keine basophil getüpfelten Erythrocyten. Blutdruck 140 mm Hg. Lymphocyten 41% bei 6700 Gesamtleukocyten. Urin o. B. Im Kot wurden auf 100 g Trockensubstanz 12 mg Pb gefunden (Hygienisches Institut Halle).

Acidität: 16/30, 14/20, 42/54, 54/67, 48/66, 24/38, 25/45, 13/22, 7/22, 13/25, 12/26, 20/32, 12/27.

Röntgenologisch: Langmagen, schlechte Peristaltik. Wirre Fältelung, glatte Konturen. Gute Entleerung. Bulbus duodeni o. B. Kolonspasmen.

Gastroskopie: Viel schleimig gelblich-grüne Flüssigkeit im Antrum. Fornixschleimhaut scheckig, graurot gefleckt, mit grauen Schleimschleiern bedeckt. Daselbst zahlreiche rötlich umrandete oberflächliche Erosionen. Im Korpus wirr verlaufende, dicht liegende, zarte Magenfalten. Bei Blähung überall grobe Körnelung der Schleimhaut mit Rötungen und vielen runden und ovalen, auch zackigen Epitheldefekten. Führungsstelle des Gastroskops hämorrhagisch.

Wieder andere Fälle weisen neben gastritischen Prozessen Ulcera verschiedener Größen und Tiefengrade auf. Und schließlich sahen wir bei einem Kranken mit hochgradigem Hypertonus, wie er sich bei Bleiintoxikationen häufig findet, neben reizlosen atrophischen Arealen und ganz frischen Stigmata, Epithelläsionen der Magenschleimhaut.

Fall 436. Klinisch: 1905—1926 in einer Bleigießerei beschäftigt. Vor 3 Jahren Koliken, Verstopfung, Kopfschmerzen und Schmerzen in Armen und Beinen. November 1926 und September 1927 Bleivergiftung. Jetzt Kopfschmerzen, Mattigkeit. Arm- und Beinschmerzen, Koliken. Druckschmerzhaftigkeit der Nervenstämme an Armen und Beinen. Polyglobulie. Erythrocyten 6,02 Millionen, Hämoglobin 104%, Leukocyten 10 300, relative Lymphocytose = 30%, Linksverbreiterung des Herzens l. M. = 10,5, Blutdruck 180/110 mm Hg. Keine Basophilie, Albumen. Kein Bleisaum.

Acidität: —25/0, —8/2, —5/5, —8/5.

---

[1] Lewin und Chajes weisen in einer nach Abschluß dieser Arbeit erschienenen Arbeit (Med. Klin. 1928, Nr 22 u. 23) auf Sekretionsanomalien des Magens bei Bleikranken hin.

Röntgenologisch: Kolonspasmen, Magen o. B.

Gastroskopie: Hochgradig kontrahiertes Antrum, das sich erst bei stärkerer Blähung öffnet. Normale Schleimhautverhältnisse daselbst. Nur oberhalb und unterhalb des Winkels der kleinen Kurvatur erscheint die Schleimhaut im Ausmaß von Daumenlänge graugrünlich verfärbt und auffallend glatt. Sehr deutliche Gefäßzeichnung daselbst. Im Korpus und Sinus zahlreiche dichtstehende, gewundene aber zarte Falten. Im Fornix und an der Hinterwand des Korpus befinden sich auf völlig reizloser Schleimhaut mehrere kleine zackige, ganz oberflächliche, bläulich-schwärzlich aussehende Epitheldefekte ohne Randrötung.

So finden sich bei Bleikranken alle Arten chronisch entzündlicher Veränderungen der Magenschleimhaut, Hypertrophien, Atrophien, Erosionen, Ulcera und kleinste. Epithelläsionen, deren Vorhandensein auf einer völlig normal erscheinenden reizlosen Schleimhautpartie von besonderer Bedeutung zu sein scheint. Echte Ulcera rotunda ohne gastritische Prozesse sahen wir ebenfalls. Mit Rücksicht auf eine eingehendere Behandlung der Magenschleimhautveränderungen bei Bleiintoxikationen an anderer Stelle, wollen wir im Rahmen der Darstellung der chronischen Gastritis nur auf die Häufigkeit solcher Prozesse aufmerksam machen.

Die Gastritis bei Gallenwegserkrankungen. Die dyspeptischen Beschwerden bei Gallengangs- und Gallenwegserkrankungen sind Gegenstand wachsenden klinischen Interesses, seitdem durch Hohlweg, Boas, v. Bergmann, Rost, Düttmann, Ohly auf die große Häufigkeit von begleitenden Magensekretionsstörungen nachdrücklich hingewiesen worden ist. Ob die letzteren eine Folge von Gallendauerberieselungen des Duodenums (Hohlweg u. a.), von Alterationen der Nervenbahnen zwischen Gallenblase und Pylorus (Rost), von Dyskinesien der Gallenwege (v. Bergmann, Kalk und Schöndube), also von reflektorischen oder nervösen Impulsen sind, oder ob aufsteigende Entzündungen (v. Aldor) ursächlich in Frage kommen, ist noch Gegenstand der Diskussion. Die Gastroskopie wird hierbei ebenfalls manches klären können, soweit Veränderungen der Magenschleimhaut auffindbar sind. Der gastroskopische Ausdruck der Gallengangsdyspepsien ist durchaus vielgestaltig (Hohlweg, Korbsch). Neben völlig reizlosen Schleimhäuten kommen sehr ausgesprochene gastritische Veränderungen vor. Und da der Beschwerdekomplex solcher Kranker mit und ohne entzündliche Magenschleimhautveränderungen im wesentlichen der gleiche ist, werden wir in der begleitenden Gastritis allein den Grund für die Dyspepsien nicht erblicken dürfen. Meines Erachtens läßt sich im Augenblick mit Hilfe gastroskopischer Befunde die Frage noch nicht entscheiden, welche Rolle organische Prozesse der Magenwand bei der Gallengangsdyspepsie zu spielen vermögen. Unsere Erfahrungen reichen dazu noch nicht aus. Immerhin drängen uns die endoskopischen zusammen mit den röntgenologischen und bioptischen Erfahrungen in eine bestimmte Richtung, deren Verfolgung uns Aufschlüsse verspricht. Die hochgradigen entzündlichen Verwachsungen, zwischen Gallenblase und Duodenum, die den Chirurgen bei Cholecystektomien so empfindlich stören, die Rechtsverziehung des Magens, besonders die Einbeziehung des Bulbus und der Pars sup. duodeni in den Bereich der pericholecystitischen Veränderungen, die wir bei genauem Duodenalstudium jetzt auch röntgenologisch (Berg) in ihren organischen und funktionellen Auswirkungen (Rückstauung im Bulbus mit Ektasie, Impressionen usw.) erfassen können, deuten darauf, daß bei den meisten Erkrankungen der Gallenwege der orale Duodenalabschnitt mitbeteiligt ist. Es steht dahin, ob die entzündliche

Duodenalerkrankung auf dem Wege über die Außenwand oder auf dem Schleimhautwege oder über die nervöse Bahn von den Gallengängen her fortschreitend entsteht. Offenbar sind alle drei Möglichkeiten gegeben. Daß aber in einem Teil der Fälle solche entzündlichen Duodenitiden bestehen, dafür sprechen auch gastroskopische Befunde. Selbst bei reizlosen Magenschleimhäuten finden wir ungemein häufig Veränderungen der Pylorusaktion: Krampfhafte Schlußkontraktionen mit Einstülpung der Pförtnerrosette in das Magenlumen, Regurgitation von trübem, schleimigen, leukocytenreichen Duodenalsekret oder in anderen Fällen mangelhafte Schlußkontraktion des Pylorusringes mit Stagnation von grüngelbem Sekret im Antrumkanal. Diese Erscheinungen, wie·wir sie auch bei anderen Duodenalaffektionen wie z. B. dem Ulcus duodeni antreffen, sind bei Erkrankungen der Gallenwege stets wiederkehrende Befunde. Und so möchten wir mit Korbsch annehmen, daß die Duodenitis einerseits die organische Grundlage des dyspeptischen Syndroms bei Cholecystopathien und andererseits auch das Bindeglied zwischen den Entzündungen der Gallenwege und den chronischen gastritischen Veränderungen der Magenschleimhaut, die wir gastroskopisch direkt zu sehen vermögen, darstellt. Korbsch fand kürzlich bei einer Cholecystitis chronica außer einer krampfhaften Pylorusaktion eine auf den Pylorusring beschränkte Schwellung der Schleimhaut, eine Veränderung, die uns gerade den Übergang des entzündlichen Prozesses vom Duodenum auf den Magen zu demonstrieren scheint. In einer Reihe von uns beobachteter Fälle saßen die gröbsten gastritischen Veränderungen ebenfalls am Pylorus oder im Antrum, während die proximalen Magenteile verschont oder doch viel weniger befallen waren. Eine solche typische Lokalisation gastritischer Veränderungen bei Cholecystopathien zeigt das folgende Beispiel:

Fall 170. Klinisch: Seit 3 Jahren krampfartige Schmerzen im Epigastrium, unabhängig von der Nahrungsaufnahme. Obstipation. Schmerzen ziehen in die rechte Schulter.
Acidität: —1/20.
Röntgenologisch: Aufhellungen im Gallenblasenkontrastschatten. Rechtsverziehung des Magens, sonst o. B.
Gastroskopie: Kleiner, grünlich-schmutziger, stark schleimhaltiger Schleimsee. Korpus- und Fornixschleimhaut völlig reizlos. Antrum und Pylorus gut zu übersehen. Krampfhafte Kontraktionen daselbst. Im Sinus beginnend nach dem Antrum und Pylorus zunehmend ist die Schleimhaut uneben, zeigt teilweise rundliche gerötete Höcker, die auf blässerer Unterlage sitzen. Schleimhaut hier scheckig gerötet, sieht wie gefeldert aus. Kurz vor dem Pylorus an der Vorderwand des Antrums befindet sich eine etwa talergroße Stelle, die schiefrig grau gefärbt ist und besonders glatt aussieht. Darauf liegt reichlich glasiger, durchsichtiger Schleim.

Wenn wir solche Fälle anamnestisch zurückverfolgen, soweit das bei der langen Krankheitsdauer überhaupt möglich ist, so hören wir, daß die Gallensteinkoliken jahrelang die einzigen Beschwerden dargestellt haben und daß erst ganz allmählich und zwar meist periodisch Anappetenz, Übelkeit und drückende von der Nahrungsaufnahme abhängige Sensationen im mittleren und rechten Oberbauch hinzugetreten seien, gelegentlich sogar unter Sistieren der Koliken überhaupt, so daß die Kranken ihr Gallenblasenleiden für geheilt halten und wegen ihres Magenleidens Behandlung suchen. Ist bei solchem Verlauf schon klinisch die Genese der Magenerkrankung via Duodenitis wahrscheinlich, so begegnen wir anderen Kranken, deren dyspeptische Beschwerden ebenfalls im Vordergrunde der Erscheinungen stehen, deren Beschwerdenkomplex aber seit Beginn des Leidens auf den Magen bezogen wurde. Es sind das Kranke, die, soweit ihre Erinnerung reicht, einen „schwachen Magen" gehabt haben und deswegen auch unzählige Male ärztliche Hilfe in Anspruch genommen haben. Koliken sind entweder niemals oder erst in letzter Zeit aufgetreten, so daß der Beginn der Gallenblasenerkrankung, die sich mit den modernen Methoden der Reflexprüfung mittels Duodenalsonde (Stepp, Lyon) und der Cholecystographie (Carman und Cole) nunmehr einwandfrei feststellen läßt, verborgen blieb. Nach dem klinischen Verlauf solcher Fälle, und dazu gehört wahrscheinlich ein Teil der sog. latent verlaufenden Cholecystopathien (v. Bergmann, Berg), ist es sehr wahrscheinlich, daß den Ausgangspunkt jener stummen Gallenblasenstörungen die Magenschleimhaut selbst darstellt, selbst dann, wenn wir eine Stauungs-, eine Stein- oder gar eine Schrumpfgallenblase finden. Denn die Veränderungen der Magenschleimhaut sind nicht nur wesentlich hochgradiger als bei den ersterwähnten, sondern entweder über den ganzen Magen gleichmäßig verteilt oder sogar im Fornix und Korpus ausgesprochener als in den aboralen Teilen.

Fall 370. Klinisch: 1915 in russischer Gefangenschaft unzureichende und schlecht zubereitete Kost. 1916 begann das Magenleiden. Viel Erbrechen, saures Aufstoßen und Drücken im Magen nach der Mahlzeit. 1918 geflüchtet und K.D.B. für Magenleiden anerkannt. Magenbeschwerden periodisch, Intensität wechselnd, bestehen noch heute. Leichte Auftreibung der rechten und mittleren Oberbauchgegend. Druckschmerzhaftigkeit unterhalb des Proc. ensiformis von Handtellergröße. Leber leicht vergrößert, kein Ikterus. Lymphocyten 38% bei 7100 Gesamtleukocyten. Gallenblasenreflex negativ ($MgSO_4$).

Acidität: 40 ccm —20/4 nüchtern; —16/2, —12/5, —8/10, —8/10, —0/16, +2/12. Sehr viel Schleim.

Röntgenologisch: Viel Sekret, glatte Konturen. Hypertonus. Ausgesprochen wirre und breite Faltenzeichnung. Tiefe Antrumabschnürungen. Marginale Falten präpyl. an der großen Kurvatur. Bulbus groß, längsverzogen, ohne Anhaltspunkte für ein Ulcus. Leichte Entleerungsverzögerung. Kleiner 5 Stunden-Rest. Gallenblase nach zweimaliger Verabreichung von Tetrajodphenolphthaleinnatrium nicht darstellbar.

Gastroskopie: Schleimhaut diffus ungleichmäßig gerötet. Gefäße deutlicher als in der Norm hervortretend, besonders die Venen wölben sich über der sehr glatt und dünn erscheinenden Schleimhaut stark vor. Die normale Grübchenzeichnung ist verwischt. Schleimsee trüb grün. Falten von normaler Breite und regelmäßigem Verlauf. Kleine Kurvatur ist leicht geschwollen, zeigt glasiges Aussehen. Schleim liegt überall in Form von dichten Netzen und Schleiern der Schleimhaut fest auf.

Das vorliegende Beispiel zeigt uns also das Vorhandensein einer diffusen Gastritis mit Atrophien der Magenschleimhaut bei gleichzeitigem Bestehen einer Cholecystopathie, die zu Koliken nie geführt hat. Man ist gewiß nicht ohne weiteres berechtigt, aus einem Nebeneinander einen Kausalzusammenhang zu erschließen, doch haben wir solche Krankheitsverläufe, in denen reine Magenbeschwerden stets vorherrschend waren, die Koliken aber ganz zurücktraten, so oft gesehen, daß wir die Annahme eines zufälligen Nebeneinanderbestehens von ausgedehnter Gastritis mit Funktionsanomalien der Gallenblase ohne Kausalnexus für gekünstelt halten möchten. Die wesentlich im Vordergrunde der Erscheinungen stehende Gastritis als Sekundärgastritis bei Cholecystopathien aufzufassen, erscheint uns ebenfalls dem ganzen Verlauf solcher Erkrankungen nicht genügend Rechnung zu tragen. Wir stellen uns vielmehr vor, daß der entzündliche Prozeß in der Magenschleimhaut beginnt und von hier aus entweder auf dem Nervenwege über dyskinetische Störungen der Gallenwege (v. Bergmann) oder über entzündliche Schleimhautprozesse im Duodenum in den

Gallenwegen aufsteigt, dort Spasmen oder Schwellungen mit leichteren Ikterus-
attacken zeitigt, Verschwellungen und schließlich fibröse Cysticusverschlüsse
hervorbringt, bis in der nunmehr isolierten Gallenblase durch die Entzündung
begünstigt Gelegenheit zur Steinbildung und schließlich zur Schrumpfung
genügend vorhanden ist. Koliken brauchen dann infolge des hermetischen
Abschlusses der Blase von ihrem Ausführungsgang nicht mehr aufzutreten.

Wenn wir bei solcher Ausbreitung des pathologischen Prozesses nun die
Gallenblasenerkrankung chirurgisch behandeln lassen, und damit einen ganz
kleinen Teil des riesigen Krankheitsherdes entfernen, so kann es nicht wunder-
nehmen, daß wir hiermit die Beschwerden nicht zum Verschwinden bringen.
Die Ursache aber für das Versagen einer Therapie, die doch offenbar einen
wichtigen Krankheitsherd aus dem Körper entfernt hat, muß so lange unklar
bleiben, wie wir die Magenschleimhaut nicht direkt besichtigen. Denn die
funktionelle Störung der Magensekretion, die ja auch primäre Gallenwegserkrankungen mit und ohne Magenbeschwerden mit und ohne Veränderungen
der Magenschleimhaut häufig begleitet, ist kein genügender Hinweis auf eine
organische Magenschleimhauterkrankung. Auch die röntgenologisch faßbaren
Zeichen motorischer Übererregbarkeit oder Bewegungsdepressionen des Magens
kommen allein als visceromotorische Erscheinungen völlig ohne Magenschleimhautveränderungen vor, und dürfen nicht als Beweis vorhandener gastritischer
Prozesse angesehen werden. So bleibt uns zur Klarstellung, ob bei einer Cholecystopathie die Magenschleimhaut miterkrankt ist, oder ob gar bei latenten
Gallenwegserkrankungen die Gastritis chronica als das überwertige Leiden aufzufassen ist, nur die ergänzende Untersuchung mit dem Magenspiegel übrig,
wenn nicht gerade hypertrophische Gastritiden röntgenologisch am Körnelungsrelief offenbar werden. Denn notwendig erscheint uns eine solche Klärung
nicht nur aus rein diagnostischen Gesichtspunkten, sondern vor allem auch
deswegen, um ermessen zu können, an welchem Ende und in welcher Ausdehnung
wir den krankhaften Prozeß angehen müssen, um den einzig erstrebenswerten
Erfolg, die Beschwerdefreiheit, zu erzielen.

Beschwerden nach Magenoperationen. Die Erkrankungen, welche wir nach
Magenoperationen auftreten sehen, scheiden sich in solche, die die Magenschleimhaut selbst betreffen, und solche, die im Darm lokalisiert sind und das
Krankheitsbild der Enteritis hervorrufen. Nur von den ersteren soll hier die
Rede sein. Die chirurgische Literatur kennt und berücksichtigt von solchen
postoperativen Magenerkrankungen eigentlich nur das Ulcus pepticum, und durch
viele Jahre hindurch bis auf den heutigen Tag gilt als Maßstab für die geeignetste
Operationsmethode die Vermeidung des Ulcus pepticum jejuni, weil es tatsächlich die schwerste postoperative Komplikation darstellt. Erst durch die
Untersuchungen Konjetznys und vor allem durch die Befunde der Gastroskopie
(Schindler, Korbsch, Hohlweg) ist man auf die Bedeutung der Gastritis
für den Erfolg der Magenoperationen aufmerksam geworden, und so hatte ich
es 1926 schon unternommen, aus meinem eigenen gastroskopischen Material
an einer unbekannt gebliebenen Stelle über 19 Kranke zu berichten, die nach
den verschiedensten Magenoperationen ihre Beschwerden nicht verloren oder
erneut bekommen hatten. Inzwischen hat sich die Zahl der Kranken mit postoperativen Beschwerden, die wir gastroskopisch untersuchen konnten, auf 40
gesteigert. Und so haben wir einen guten Überblick gewinnen können über

das anatomische Substrat, das den Beschwerdekomplex Magenoperierter begleitet. Clairmont hat als erster Chirurg vor der Gesellschaft für Verdauungs- und Stoffwechselkrankheiten im Oktober 1926 fast auf Grund eigener Erfahrung das Gastritisproblem für den postoperativen Beschwerdekomplex behandelt und aus keiner Darstellung geht klarer hervor, wie wenig man bis dahin sich um die Gastritis als Erfolg versagendes Moment gekümmert hatte. Und doch kann die Zahl derer, die nach Magenoperationen von ihren Beschwerden nicht befreit oder aber noch erheblich stärker gequält werden, nicht klein sein. Ist doch oft genug von internistischer Seite (Morawitz u. a.) darauf hingewiesen worden, daß der innere Mediziner eine große Zahl von Kranken sieht, die mit dem Operationserfolg unzufrieden, nunmehr konservative Behandlung suchen und so den Operationsstatistiken der Chirurgen entgehen. Es ist gewiß eine im Verhältnis zu der Gesamtzahl der Magenoperierten kleine Anzahl von Kranken, die die innere Klinik aufsuchen, und so können wir uns schlecht ein Gesamtbild von den erzielten Operationsergebnissen machen. Wenn wir aber bedenken, daß selbst die chirurgischen Statistiken, denen doch natürlich eine subjektive Färbung bei aller angestrebten Objektivität schon deshalb anhaften muß, weil gerade die Unzufriedenen sich der Nachuntersuchung entziehen, einen großen Prozentsatz Ungeheilter (Schünemann 30%, Clairmont 50%, Schwarz 52%, Ohly 62%, Petermann 40%, Wanke 48%, Anschütz 33%, Lewisohn und Feldmann 50%, Garrée 15%, Beer-Kirschner 20—28%, Balfour 12%, Peck 10—15%) enthalten, so kann das Gesamterfolgsbild nicht ideal sein. Dem entsprechen auch unsere Erfahrungen. Liegen doch in einer inneren Klinik, in der ständig 10—20 Magenkranke Behandlung finden, durchschnittlich 2—3 mit meist hochgradigen postoperativen Beschwerden und es gibt, wie die Erfahrung lehrt, eine Reihe von Menschen, die viele Kuren hinter sich haben, von ihrer Erfolglosigkeit überzeugt, sich überhaupt keiner Behandlung mehr unterziehen. So hat der Internist zwar keinen Gesamtüberblick über die Ergebnisse der verschiedenen Operationen, kann aber gerade deswegen, weil eben die Ungeheilten ihn aufsuchen, und weil er vielmehr als der Chirurg die quälenden Beschwerden nach der Operation zu sehen bekommt, zur Ergänzung der chirurgischen Statistiken einen wesentlichen Teil beitragen. Bevor wir nun auf die Einzelbefunde eingehen, die wir bei Magenoperierten fanden, möchten wir darauf hinweisen, daß wir bei allen Kranken, die uns aufsuchten, ein anatomisches Substrat ihrer Beschwerden im Magen fanden. Ja in einer großen Zahl von Operierten waren die organischen Veränderungen der Magenschleimhaut so hochgradig, wie wir sie bei kaum einer anderen spontan entstandenen Magenerkrankung angetroffen haben, so daß allein aus dieser Schwere der Schleimhautentzündung die postoperative Entstehung oder Verschlimmerung derselben gefolgert werden könnte. Andererseits berechtigt uns die Anwesenheit hochgradigster Gastritiden bei allen unseren Magenoperierten mit Beschwerden, postoperative Verwachsungen oder nervöse Momente, die den chronisch Magenkranken so leicht zum Neurastheniker oder Hysteriker stempeln, als Ursache des postoperativen Beschwerden komplexes abzulehnen. Ursache der der Operation folgenden Klagen scheint uns vielmehr in der überwiegenden Mehrzahl aller Fälle die Erkrankung der Magenschleimhaut selbst zu sein.

Die postoperativen Beschwerden sind recht uncharakteristisch. Sie ähneln in vielen Punkten denen der Gastritis. Früh-, Spät-, Nüchternschmerz,

Sodbrennen, Aufstoßen, Appetitmangel, drückende Empfindungen in der Oberbauchgegend, vielfach auch ganz unabhängig vom Essen, aber auch nach der Nahrungsaufnahme mit Ausstrahlung der Sensationen zur Brust, zum Rücken oder auch nach unten in die Därme, wühlende Empfindungen im ganzen Leib, Kopfschmerzen, Übelkeit, Schwindelgefühl sind die gewöhnlichsten Klagen. Häufig ist Erbrechen graugelber bis grünlicher Flüssigkeit. Fast nie fehlen Verdauungsstörungen, bei denen Obstipation und Durchfälle miteinander abwechseln.

Das größte Kontingent der postoperativ Ungeheilten stellen unter unseren Kranken die Gastroenterostomierten dar: 32 Kranke, von denen nur einer ein Ulcus pepticum jejuni hatte. Die übrigen acht mit Nachoperationsbeschwerden teilen sich in die verschiedenen Magenoperationen wie folgt:

3 Kranke mit Resektion nach Billroth I (2 mit Ulcusrezidiv).
1 „ „ einer Querresektion (Ulcus pepticum duod.);
1 „ „ Pylorusresektion + Ulcus duod.
2 „ „ Resektion nach Billroth II (1 mit Ulcus pepticum jejuni).
1 „ „ großer Resektion nach Billroth II.

An einigen Beispielen soll auf die Krankheitsbilder und die röntgenologischen und gastroskopischen Befunde näher eingegangen werden.

Fall 181. Klinisch: Vor 3 Jahren wegen Ulcus am Pylorus nach Billroth I reseziert.
Röntgenologisch: Großes Ulcus pept. mit Nische am Übergang von Magenstumpf zum Duodenum.
Chemismus: Nüchtern 100 ccm dickschleimige, trübe, gelbbraune Flüssigkeit. Subacidität.
Gastroskopie: Riesiger schmutzig gelbgrauer Schleimsee. Wirre aber zarte Fältelung im ganzen Magen. Über den ganzen Magen verstreut ganz ungleichmäßige bis kleinhanfkorngroße Höckerungen auf streifig geröteter Schleimhaut. Ulcus nicht sichtbar, starre Öffnung nach dem Duodenum.
Diagnose: Ulcus an der Resektionsstelle, Gastritis hypertrophicans.

Fall 183. Vor 5 Jahren wegen Ulcus duodeni nach Billroth I reseziert.
Röntgenologisch: Gute Entleerung eines kleinen Magens. Anastomose dauernd geöffnet. Ulcus pepticum mit Nische an der Anastomose.
Chemismus: Inacidität.
Gastroskopie: Reichlich graubräunliche, schleimige, leicht stinkende Flüssigkeit. Starke Fältelung in sehr kleinem Magen Operative Öffnung in der Verlängerung der Magenachse starr. Regurgitation von schaumigem Darmschleim in rhythmischen Stößen. Viel glasiger Schleim liegt der Schleimhaut fest auf. Scheckige Rötungen und sehr reichliche ungleichgroße gerötete Körnelungen der ganzen Schleimhaut.
Diagnose: Ulcus pepticum an der Anastomose. Gastritis hypertrophicans im ganzen Magen.

In beiden Fällen von Billroth I mit einem Ulcus an der Resektionsstelle ist die Öffnung bei eher beschleunigter Entleerung starr, wohl infolge des der Nahtstelle benachbarten Ulcus. Es handelt sich offenbar um ein echtes Ulcusrezidiv oder um die Verschlimmerung eines übersehenen Geschwürs. Die Entstehung oder Verschlimmerung desselben bei Sub- und Inacidität ist bemerkenswert. Infolge des vom Ulcus ausgehenden Reizes ist es in beiden Fällen zu Retropulsionsbewegungen im Duodenum und starker Regurgitation durch die starre Anastomosenöffnung gekommen. Die ständige Ansammlung von schmutzigem, zum Teil stinkenden Sekret kann als Grund für die Ausbreitung einer allgemeinen hypertrophischen Gastritis angesehen werden, doch ist eine sichere Entscheidung darüber, ob die Gastritis hypertrophicans erst Folge der Operation und des starken Rückflusses ist oder schon vor der Operation vorhanden gewesen ist, nicht möglich. In einem weiteren Fall von Resektion nach Billroth I fanden sich vollkommen reizlose Schleimhautverhältnisse ohne Regurgitation bei beweglicher Anastomosenöffnung.

Beschwerden nach einer Querresektion zeigt das nächste Beispiel.

Fall 495. Seit Mai 1927 Magenbeschwerden mit Appetitlosigkeit. Juli 1927 wegen eines gutartigen, apfelgroßen Myofibroms der Magenwand, den Pylorus verlegend, querreseziert. 6 Wochen später erneut drückende Magenbeschwerden nach dem Essen, aber auch nüchtern mit Aufstoßen und Durchfällen. Seitdem immer in Behandlung. Jetzt Schmerzen nach dem Essen und Durchfälle.

Chemismus: —12/—3, —2/+6, +6/+14, +13/+17, +17/+24, +11/+21.

Röntgenologisch: Stat. post resectionem, mit Enge in der Mitte des Magens. Dünne Entleerungsstraße zum Duodenum. 24 Stunden-Rest.

Gastroskopie: Gute allgemeine Übersicht. Die ganze Schleimhaut ist leicht gedunsen und ziemlich stark gerötet. Glasiger allgemeiner Schleimbelag. Schleimsee trüb schmutzig, Pylorus starr, Ring leicht geschwollen und gerötet. Etwa in der Mitte des Organs sind alle Wände ein wenig vorgebuckelt, besonders in der Mitte der Vorderwand befinden sich grobe, stark gerötete Buckelungen (Narbenbürzel). An dieser Stelle hängt ein in der Magenwand festsitzender weißlicher langer Faden ins Lumen hinein und erreicht mit seinem freien Ende den Pylorusring.

Diagnose: Allgemeiner Schwellungskatarrh bei zurückgebliebenem Faden nach Querresektion.

Auch bei diesem Kranken mit Beschwerden nach Querresektion fand sich eine allgemeine Gastritis mit einem starren offenstehenden Pylorus mit Entleerungsverzögerung des Magens. Ob der Grund für die Pylorusinsuffizienz die Gastritis selbst ist, kann nicht entschieden werden. Wahrscheinlich hat der im Pylorus pendelnde Faden daselbst einen Reizzustand gesetzt, abnorme Kontraktionen hervorgerufen, in deren Gefolge Rückstauungen und allgemeine Schleimhautentzündung aufgetreten ist.

Fall 239. Bei einem weiteren Kranken, der $\frac{1}{2}$ Jahr nach erfolgter Pylorusresektion wegen Ulcus am Pylorus erneut heftige postcönale Schmerzen bekam, fanden wir ein Ulcus pepticum duodeni mit großer Nische, Peracidität und gastroskopisch einen riesengroßen klaren Schleimsee, grobe, stark geschlängelte Falten mit einem État mamellonée ohne wesentliche Gastritis.

Beschwerden nach Resektionen im Sinne des Billroth II sahen wir in 2 Fällen. Die Operation besteht bekanntlich aus einer Resektion und einer angeschlossenen Gastroenterostomie.

Fall 167. Einer der Kranken hatte ein Ulcus pept. jejuni. Die Schleimhaut der oberen Magenteile war völlig reizlos. Rings um die starre Anastomosenöffnung fand sich eine hochgradig gerötete, stumpfe, höckrige Schleimhaut mit zahlreichen kleinsten Defekten und alten Blutungsherden. Kurz vor dem Magenausgang verlegt ein haselnußgroßer geröteter Schleimhautbuckel mit einer erbsengroßen Erosion (Narbenbürzel) einen Teil der Öffnung. Starke Regurgitation von graugelbem schaumigen Sekret.

Fall 187. Der zweite Kranke war wegen Ulcus an der kleinen Kurvatur nach Billroth I operiert, 1 Jahr später wegen Ulcus pepticum erneut nach Billroth II reseziert, so daß nur noch ein kleiner apfelgroßer Magen mit 10stündiger Retention (röntgenologisch) übrig geblieben war. Die heftigsten Magenbeschwerden mit Erbrechen und Abmagerung waren die Folge. Gastroskopisch ließ sich der kleine Magen gut übersehen. Seine Schleimhaut war hochgradig gerötet mit flächenhaften submukösen Blutungen besetzt und mit einer dünnen Schicht grauen, abgestoßenen, häutigen Belags bedeckt. Weite starre Anastomosenöffnung, durch die man weit ins Jejunum hinein sieht. Im letzteren wüste Peristaltik während der schubweise große Mengen graugrüner schmutziger Flüssigkeit in den Magen geworfen werden, um dann wieder nach unten abzufließen. Dieses Spiel wiederholt sich jede Minute. Nach der Vorderwand zu befindet sich eine sackartige Tasche, die vom übrigen Magen durch eine hohe Schleimhautleiste abgetrennt ist.

Wenn wir alle diese nach verschiedenen Methoden resezierten Mägen betrachten, so fällt bei ihnen als gemeinsames Moment die starre Anastomosenöffnung und die mehr oder weniger hochgradige Regurgitation von schmutzigem Duodenal- bzw. Jejunalsekret auf. In allen Fällen konnten wir, wenn man nicht gerade eine primäre Gastritis als Ursache der Öffnungsstarre ansehen will, was uns nicht sehr wahrscheinlich erscheint, eine oder mehrere ganz verschiedenartige Ursachen gastroskopisch und zum Teil auch röntgenologisch ausfindig machen. Entweder sind es Ulcera an der Anastomosenstelle mit umgebender Schwellung des Magenausgangs, die Öffnung verlegende oder irritierende Narbenbürzel oder Fäden und schließlich Taschenbildungen mit Retentionen von Ingestis. Alle diese Prozesse sind in der Lage, am künstlichen Magenausgang einen Reizzustand zu setzen, der teils zu Schwellungen am Anastomosenring und mechanischer Behinderung der Entleerung, teils zu ungeordneten Retropulsionsbewegungen des abführenden Darmschenkels mit Regurgitation von Duodenalsaft führt. Spasmen am Ausgang und im Duodenum sind ständige Begleiter solcher Reizzustände und vermögen die orthograde Bewegung von Sekret und Ingestis zu stören. Die Ansammlung von stagnierenden Nahrungsbestandteilen, die infolge des HCl-Mangels der Fäulnis anheimfallen, einerseits und die Bespülung der Magenwände mit dem für die Magenschleimhaut unphysiologischen Darmsekret andrerseits verstärkt durch Ausbildung einer Gastritis die Reizerscheinungen im Magen und im abführenden Darmschenkel und vervollständigt die Daueröffnung und Starre der Anastomose. Dann ist der Weg zu massiger Anhäufung bakterienhaltigen Darmsekrets im Magen völlig frei und die Magenschleimhaut wird dieser Dauereinwirkung deswegen besonders leicht erliegen, weil ihre desinfizierende Kraft bei der bestehenden Sub- und Inacidität verloren gegangen ist. Solange wir jedoch nicht darüber orientiert sind, wie solche Mägen gastroskopisch und histologisch vor der vorgenommenen Operation aussehen und wie der Werdegang der Erscheinungen unmittelbar im Anschluß an die Operation ist, solange werden wir über Ursachen und Folgen keine genaue Auskunft geben können. Und wir sind uns durchaus bewußt, daß die von uns angenommene Genese Verwechselungen von Ursache und Wirkung enthalten kann, so daß unter Umständen auch eine primär vorhandene und nach der Operation nicht zur Heilung gelangende Gastritis den ganzen Krankheitsverlauf bestimmend beeinflussen kann. Es erscheint uns zur Klärung dieser Vorgänge, die auch für die Frage des zweckmäßigsten Zeitpunktes und der nützlichsten Art der Operation von wesentlicher Bedeutung sein muß, notwendig, daß der Chirurg mit einem gastroskopierenden Internisten zusammen genaue Untersuchungen vor und nach den Operationen ausführt. Denn nur so wird der Interesse erheischende Fragenkomplex über die postoperativen Ergebnisse der verschiedenen Arten der Resektionen und die Gründe ihrer Mißerfolge sich klären lassen.

Daß eine hochgradige Gastritis nicht immer oder allein Ursache schlechter Operationsergebnisse ist, hat uns die Beobachtung eines Kranken gezeigt, bei dem wir in der Lage waren, vor und nach der Operation zu gastroskopieren.

Fall 329. Es handelt sich um einen Kranken mit einer hochgradigen Pylorusstenose mit Sarzinen infolge eines großen callösen Geschwürs an der kleinen Kurvatur mit Einrollung derselben bei normaler Acidität. Gastroskopisch war der Pylorus verzogen, ein großes, grauweiß belegtes Ulcus an der kleinen Kurvatur des Antrums mit riesiger umgebender Schleimhautschwellung sichtbar. Die übrige wegen der starken Ektasie sehr faltenarme Schleimhaut war diffus succulent, aufgelockert, reichlich mit ungleich großen, warzenförmigen, geröteten Erhebungen bedeckt, mit viel Schleim belegt und mit reichlichen, vor allem auf den Gipfeln der Höcker befindlichen Epitheldefekten versehen. Anschließend wurde das große Ulcus nach Billroth II reseziert.

3 Wochen nach erfolgreicher Operation mit Gewichtszunahme und Verminderung der Beschwerden erfolgt die Kontrollgastroskopie, bei der die Schleimhaut zwar noch etwas zu rot und leicht succulent erscheint, doch waren die entzündlichen Veränderungen bei reizloser Gastroenterostomie-Öffnung wesentlich zurückgegangen, die Epitheldefekte geschwunden und die Höckerungen geringer geworden. Eine Regurgitation fand nicht statt. Es geht hieraus einwandfrei hervor, daß bei präoperativ bestehender hochgradiger hypertrophischer Gastritis nach gelungener Resektion (Billroth II) die entzündlichen Erscheinungen der Magenschleimhaut in kurzer Zeit unter Besserung der Beschwerden wesentlich zurückgehen können. Wie solche Verläufe sich weiterhin entwickeln, vermögen wir aus Mangel an Fällen, die längere Zeit zurückliegen, noch nicht zu sagen.

Wir haben mit Absicht gerade die Magenschleimhautveränderungen bei resezierten Mägen ausführlicher besprochen, weil sowohl histologische wie auch gastroskopische Beobachtungen nach Magenresektionen kaum bekannt sind und weil uns gerade Untersuchungen hierüber aus den angeführten Gründen besonders wichtig erscheinen. Immerhin sind es doch bei unserem großen Bestand an Magenkranken verhältnismäßig wenige Patienten, die nach Magenresektionen die innere Klinik aufsuchen, während der größte Teil der Kranken mit postoperativen Beschwerden, die wir sahen, der Gastroenterostomie zur Last fallen. Und wenn es überhaupt erlaubt ist, aus solchen rein zahlenmäßigen Unterschieden Schlüsse auf die Güte und den Erfolg einer Operation zu ziehen, so möchten wir glauben, daß, wie die führenden Chirurgen jetzt wohl ebenfalls in ihrer Gesamtheit annehmen, die Ergebnisse der Magenresektion die der Gastroenterostomie bei weitem übertreffen.

Gastroskopische Befunde bei Gastroenterostomierten sind viel bekannter als die nach Resektionen, und so kann ich mich bei der Behandlung der Schleimhautveränderungen Gastroenterostomierter auf wenige typische eigene Beobachtungen beschränken.

Zwei große Gruppen von Veränderungen der Magenschleimhaut nach Gastroenterostomien haben wir gastroskopisch beobachtet.

1. Vornehmlich hypertrophische Prozesse mit Körnelungen, Buckelungen, Rissen und Furchen der Oberfläche, wie wir sie früher bei Gelegenheit der Gastritis hypertrophicans beschrieben haben und

2. hochgradige Schwellungen der ganzen Schleimhaut mit glasigem Aussehen derselben und mehr oder weniger ausgeprägter Rötung.

Ein Beispiel für die erste Gruppe der Veränderungen ist das folgende.

Fall 178. Klinisch: Seit vielen Jahren drückende Schmerzen nach dem Essen. Vor 2 Jahren wegen Verwachsungen in der Gegend des Pylorus operiert. Ulcus damals nicht gefunden. 8 Wochen lang Besserung, dann wieder die gleichen Beschwerden. Häufig Erbrechen.

Chemismus: Inacidität.

Röntgenologisch: Pylorusstenose. Gastroenterostomie an der Vorderwand des unteren Korpus gut durchgängig. Magenentleerung in 3 Stunden.

Gastroskopie: Viel graugrüne, fade riechende Flüssigkeit. Sehr faltenreicher Magen. Falten teils sehr breit, teils zart und stark geschlängelt. Schleimhaut graugelb gescheckt, ziemlich reichlich bedeckt mit ungleichgroßen Körnelungen, deren Gipfel gerötet sind. Auch sonst überall ungleichmäßig und unscharf begrenzte Rötungen ohne wesentliche Schwellungen. Caudal vom Schleimsee an der Vorderwand, nahe der großen Kurvatur, weitklaffende fünfmarkstückgroße Gastroenteroanastomose mit deutlich sichtbaren blasseren Jejunalfalten. Im großen Umkreis um die Öffnung ist die Magenschleimhaut stark gewulstet und geschwollen, hochrot. Regurgitation von reichlich schaumigem Sekret. Anschließend an die Schwellungszone befinden sich die Höckerungen, die sich bis hoch in die Fornix und bis in die Pylorusgegend ausbreiten.

Die Gleichartigkeit der Schleimhautveränderungen mit denen hypertrophischer Gastritiden ist offenbar. Nur so hochgradige glasige Schwellungen pflegen bei reinen proliferativen Katarrhen nichtoperierter Mägen zu fehlen. Der ödematöse Schwellungskatarrh ist nach unseren Erfahrungen die typische Gastritisform der Gastroenterostomierten. Am häufigsten im Anastomosenring selbst lokalisiert, breitet er sich in schweren Fällen über die ganze Magenschleimhaut aus und zeitigt Bilder von einer Großartigkeit, wie sie bei allen früher beschriebenen Gastritiden nicht in die Erscheinung treten. Das Ödem kann von blasser durchsichtiger glasiger Beschaffenheit sein, kombiniert sich häufig mit einer flammenden stumpfen allgemeinen oder streifig fleckigen Rötung der Innenwand und mit einer in dieser Intensität ebenfalls ganz ungewöhnlichen Vergröberung und Verbreiterung der Magenfalten, die in wirrem oder in gestrecktem Verlauf, auffällig starr erscheinen und schlecht ausgleichbar sind. Bei lang anhaltenden so schweren Entzündungserscheinungen glättet sich die Mageninnenfläche wieder, wird faltenlos, erscheint dünn, aber noch hochrot, bekommt einen seidigen Glanz und zeigt wie eine trockene Haut oberflächliche Schuppungen. Körnelungen pflegen hingegen im Gegensatz zur ersten Gruppe meist zu fehlen. Besonders hochgradig sind die Schleimhautschwellungen rings um die Anastomose herum. Hier findet man häufig auf Narbenbürzeln oder überhängenden polypösen Gebilden Erosionen oder auch tiefergreifende ulceröse Defekte. Hier kann das entzündliche Schleimhautödem zu einem völligen Schwellungsverschluß der Gastroenteroanastomose werden. Erbrechen jeder Speise, wenn, wie gewöhnlich auch der Pylorus mangelnde Durchgängigkeit zeigt, ist dann die Regel und ein quälender Krankheitszustand die Folge.

Die Entwicklung solcher Schleimhautschwellungen mit den postoperativen Beschwerden kann in wenigen Wochen bis zu mehreren Jahren vollzogen sein. Die längste postoperative beschwerdefreie Periode betrug in einem unserer Fälle 6 Jahre. Meist entscheidet sich das Schicksal dieser Kranken aber schon innerhalb eines Jahres nach Anlegung der Anastomose. Je früher nach der Operation die Beschwerden auftreten, um so eher wird man sie ursächlich auf die Operation und ihre Folgen beziehen dürfen. Und so sind wir in der Lage in folgendem eingehend beobachteten Beispiel, das wir 4 Wochen nach Anlegung der Gastroenteroanastomose gastroskopieren konnten, die Ausbildung des postoperativen Krankheitsbildes aufzuzeigen.

Fall 414. Klinisch: Vor 3 Jahren Magenbeschwerden mit Erbrechen. Angeblich Ulcus ventriculi. Beschwerden kamen und gingen periodisch. Seit 3 Wochen erneut Beschwerden. Deswegen Operation. Kein sicheres Ulcus gefunden. Ausgedehnte Periduodenitis mit Rechtsverziehung des Pylorus. Gallenblase o. B. Hintere Gastroenteroanastomose angelegt. Nach der Operation Beschwerden eher stärker. Kann nur kleine Mengen Nahrung zu sich nehmen. Erbrechen.

4 Wochen post operationem.

Chemismus: Völlige Inacidität. Reichlich graugelbes Sekret.

Röntgenologisch: Pylorusentleerung schlecht. Gastroenteroanastomose nur als Zapfen an der Hinterwand sichtbar, nicht durchgängig. Bulbus zu einem bleistiftdicken Strang verbildet. Großer 8 Stunden-Rest.

Gastroskopie: Antrum eng ohne Bewegung. Pylorus fest verschlossen, in hochgradig verschwollener Schleimhaut von glasigem Charakter eingebettet. Auch Antrumschleimhaut stark gedunsen. An der Hinterwand des Sinus, unmittelbar oberhalb der großen Kurvatur liegt zwischen groben, wulstigen, ödematös geschwollenen Falten die sternförmige zugeschwollene Gastroenteroanastomose. Regurgitation von schmutzigem, gelbgrauen Sekret. Oberhalb der Gastroenteroanastomose Schleimhaut hochrot mit vielen Oberflächenrissen besät.

Nach 4 Wochen ist die Gastroenteroanastomose röntgenologisch durchgängig. Ulcus pepticum nicht vorhanden (Spülungen, Kollargol, Röntgenbestrahlungen). Nur noch leicht drückende Schmerzen nach den Mahlzeiten. 8 Pfund Gewichtszunahme.

Gastroskopie: Noch reichliche Schleimhautschwellung mit Vergröberung der Falten. Im abgeschwollenen Antrumkanal flache Peristaltik. Pylorus längsverzogen, schließt und öffnet sich. Daselbst noch leichte Schleimhautschwellung und Rötung. Anastomose starr, daumenbreit offen. Allgemeiner Katarrh im Abklingen.

Nachuntersuchung nach 5 Monaten. $3^{1}/_{2}$ Monate leidliches Wohlbefinden. Seit 6 Wochen wieder mehr Beschwerden. Viel Erbrechen und Schmerzen bald nach dem Essen. 10 Pfund Gewichtsabnahme seit der Entlassung.

Chemismus: 0/20, 30/53, 50/60, 50/60, 36/52, 52/62.

Röntgenologisch: Fast völliger Verschluß der Gastroenteroanastomose.

Gastroskopie: Hochgradiger Erregungszustand des ganzen Magens. Operativer Ausgang ebenso wie Pylorus hochrot und eng von groben wulstigen, geröteten Falten begrenzt. Reichlich Rückfluß von Darmsekret. Viel glasiger Schleim auf der stark geschwollenen und grob gefältelten Schleimhaut.

Nach 8wöchiger Behandlung (Spülungen, Röntgenbestrahlungen) immer noch starke Retention. Gastroenteroanastomose schlecht durchgängig. Gastroskopisch Schwellung geringer, aber überall flammende Rötungen. Über der ganzen Schleimhaut verstreut Buckelungen und Körnelungen.

Ich will davon absehen, weitere Beispiele hinzuzufügen, alle würden sie ein ähnliches Bild darbieten.

Wenn man nun den Gründen nachgehen will, die den Gastroenterostomien den Erfolg versagen, so müssen wir davon ausgehen, daß alle Kranke mit postoperativen Beschwerden eine Reihe von mehr oder weniger konstanten Erscheinungen aufweisen.

1. Eine starre, infiltrierte entweder offene oder verschwollene Anastomosenöffnung;

2. eine meist hochgradige Gastritis;

3. eine abnorm starke sich stets neu bildende Ansammlung von Darmsekret im Magen;

4. häufig eine Verminderung oder ein Fehlen der freien HCl im Magensaft.

Von diesen Symptomen scheint das erste deswegen von besonderer Wichtigkeit, weil Schindler bei Gastroenterostomierten ohne Gastritis stets eine aktive Kontraktionsfähigkeit, also eine Schließmuskelfunktion der Anastomose beobachten konnte. Ich selbst habe eine solche Bewegungsfähigkeit des operativ geschaffenen Ausgangsringes wohl deshalb nie gesehen, weil bei allen meinen Kranken mit Beschwerden auch eine hochgradige Gastritis bestand. Ganz unabhängig von der Weite der Anastomose befindet sich bei allen Kranken mit postoperativen Beschwerden eine große Menge regurgitierten Jejunalsekrets dauernd im Magen. Ist die Anastomose offen, so ergießt sich dieses

5*

Sekret während der gastroskopischen Betrachtung bei jeder Atembewegung, bei jedem Anspannen der Bauchpresse, aber auch bei deutlich sichtbarer, sehr eindrucksvoller magenwärts gerichteter Auspreßbewegung der abführenden Jejunalschlinge in großem Schwalle in den Magen, um bei Nachlassen des Überdruckes im Darm wieder durch die Gastroenteroanastomose abzufließen. Diese Überschwemmung des leeren Magens mit schmutzigem gelbgrünem Jejunalsekret, das infolge seiner Herkunft aus der abführenden Darmschlinge sich bezüglich seiner Farbe, seiner Transparenz und seines Geruches wesentlich von dem bei gesunden Mägen vorhandenen klaren Duodenalsekret unterscheidet und einen hohen Bakteriengehalt aufweist, ist ein besonders eindrucksvoller Vorgang und scheint uns für die Genese der hochgradigen Gastritiden der Gastroenterostomierten von beachtlicher Bedeutung zu sein. Ist die Anastomose zu eng oder durch Schleimhautschwellung verschlossen, so gestattet sie zwar den Durchtritt für die Flüssigkeit in den Magen, verhindert aber ihren Rückfluß in den Darm wie ein Ventil und bedingt eine zunehmende Füllung des Magens mit dieser für die Magenschleimhaut ganz unphysiologischen Sekretart, die dann wie beim Ileus in großem Schwall erbrochen wird. Während bei offenen Anastomosen die Passage der Ingesta keinen Schaden leidet, stellt die Schwellungsenge des Anastomosenringes, zu der sich wie bei allen entzündlichen Prozessen im Magen-Darmtrakt spastische Zustände hinzugesellen, ein mehr oder weniger wirkungsvolles Hindernis dar, von dessen Größe es abhängt, ob alle oder nur schlecht zerkleinerte Speisen erbrochen werden. Denn je nach dem Öffnungslumen des Schwellungsringes können feinere oder gröbere Speisebrocken den bestehenden Ileus rein mechanisch totalisieren und werden, wenn sie einmal eingeklemmt sind, noch dazu spastisch umschlossen. Größere Speisebrocken sind in solchen Mägen aber stets vorhanden, weil die Zerkleinerungsfunktion sowohl chemisch (Sub- oder Inacidität infolge Ansammlung von Jejunalsekret) als auch motorisch (Ungeordnetsein der Mischperistaltik) in hohem Maße Schaden gelitten hat. Ist es aber erst entweder infolge einer primär zu engen Anastomose oder aber eines zu langen Bestandes post operativen Ödems am Ausgangsring zu einem ventilartigen Verschluß gekommen, dann vermag allein die Ansammlung von Darmsekret im Magen die Ödembereitschaft zu steigern und den Verschluß teils durch Ausbildung von elephantiastischen Schwellungen der Magenschleimhaut, teils durch Schaffung tonischer und spastischer Zustände zu vervollständigen. Diesen Schädigungen der Magenschleimhaut durch die Wirkung des unphysiologischen Sekrets pfropft sich bei Nahrungsaufnahme noch der ungünstige Einfluß retinierter Speisen auf, die in dem alkalischen Milieu einerseits der Fäulnis und andererseits der Darmverdauung anheimfallen. So führt die primär zu eng angelegte Öffnung oder die an sich - harmlose nach jeder Operation auftretende Schwellungsenge der Gastroenteroanastomose bei längerem Bestand zu dem schweren Krankheitsbild des Magenileus, das durch Hinzutreten eines hochgradigen Schwellungskatarrhs der Magenschleimhaut unterhalten und gefördert wird. Das ist das typische Bild und die Genese der „Gastroenterostomie als Krankheit" (Pribram), wobei die Gastroenterostomie nur die Ursache, die sich entwickelnde Gastritis die eigentliche Krankheit oder doch das unterhaltende Moment für die chronische Erkrankung darstellt. Der beste Beweis für die Richtigkeit unserer Auffassung von dem Werdegang dieser Störung ist die Möglichkeit, durch therapeutische Maßnahmen den ganzen Circulus zu durchbrechen. Spülen wir einerseits solchen Menschen täglich 1—2 mal den Magen und entfernen so die Nahrungsretenta und die regurgitierten Jejunalsäfte, so schwinden mit den Beschwerden auch die grotesken Schleimhautschwellungen des Magens und die Anastomose sowohl als auch der Pylorus werden wieder durchgängig. Von der diätetischen Schonungsmöglichkeit hängt der Bestand des erzielten Erfolges ab. Die Reizung des Anastomosenringes durch den Durchtritt schlecht zerkleinerter Speisen oder die Verstopfung desselben kann jeden Augenblick den ganzen Kreis der Erscheinungen von neuem auslösen. Deshalb ist die interne Therapie in solchen Fällen wohl für den Augenblick nicht undankbar, für die Dauer hingegen machtlos. Andererseits pflegt, wie die Erfahrungen der Chirurgen (Goedecke und viele andere) lehren und wir aus eigenen Beobachtungen wissen, der ganze Komplex in dem Augenblick eine Wendung zur Besserung zu erfahren, wo die Gastroenteroanastomose durch Resektion entfernt und am besten eine Billroth I-Verbindung zwischen Magen und Darm geschaffen wird. Ein sehr eindrucksvolles Beispiel hierfür war uns eine Kranke, deren Beschwerden nach einer Gastroenterostomie wegen Ulcus ventriculi sich zur Unerträglichkeit steigerten. Erbrechen jeder Speise, röntgenologisch feststellbare Undurchgängigkeit von Anastomose und Pylorus, gastroskopisch sichtbare hochgradige Schleimhautschwellung mit Regurgitation von großen Jejunalsekretmengen hatten zu einem so jammervollen Allgemeinzustand geführt, daß eine Operation unmöglich war. Erst nach einer Magenspülbehandlung, durch die das Körpergewicht innerhalb von 8 Wochen um 25 Pfd. gehoben werden konnte, führte eine Resektion der Gastroenteroanastomose nach Billroth I zu einem vollen Erfolge mit sichtlichem Aufblühen der vorher lebensüberdrüssigen Kranken. Das Resektionspräparat zeigte lediglich die schon gastroskopisch diagnostizierte Gastritis chronica.

So sind es nach unseren Erfahrungen vornehmlich zwei große Ursachenkomplexe, die verantwortlich zu machen sind für den Mißerfolg der Gastroenterostomie. Bei der ersten Gruppe der Kranken besteht primär eine floride chronische Gastritis, die einerseits die Ausbildung der Schließmuskelfunktion der neugeschaffenen Anastomose verhindert und andererseits reflektorisch Retropulsionsbewegungen im Darm zur Auslösung bringt. Bei der zweiten Gruppe der Kranken ist nicht die Gastritis, sondern die enge oder verschwollene Gastroenteroanastomose selbst Ursache der Störung, die Gastritis erst Folge des sich ausbildenden Magenileus.

Die Defekte der Magenschleimhaut.

Die Defekte der Magenschleimhaut haben schon bei den verschiedenen Formen der Gastritis chronica Erwähnung gefunden. Wegen ihrer häufigen Vergesellschaftung gerade mit hypertrophischen Gastritiden, ein Krankheitsbild, dessen Kenntnis auf Nauwerck zurückgeht, hat Schindler eine Gastritis ulcerosa als Abart der chronischen hypertrophischen Gastritis beschrieben. Nach unseren Erfahrungen kommen Defektbildungen der Magenschleimhaut bei allen Gastritiden vor, wenn auch ihre Anwesenheit bei proliferativen Schleimhautkatarrhen vorherrscht. Durch Arbeiten von Korczinski und Jaworski, Moszkowicz, Konjetzny und seinen Schülern Kalima und

Puhl ist eben wegen des häufigen Zusammentreffens von Ulcus und Gastritis die gastritische Ulcusgenese mehr in den Vordergrund der Betrachtungen gerückt. Der Streit der Meinungen, hier neurogene bzw. zirkulatorische Ursachen (v. Bergmann, Hauser, Westphal, Cohnheim, Payr, v. Eiselsberg, Gruber u. a.), dort entzündliche Entstehungsbedingungen ist gerade im Augenblick heftiger denn je entbrannt. Auch die Forscher, die gastroskopieren, trennten sich in zwei Lager, deren eines mit Korbsch und Hohlweg die Entwicklung des Ulcus über die Gastritis als gegeben ansehen, deren anderes mit Schindler und Schüller solche Zusammenhänge aber ablehnt. Unter so diametral entgegengesetzten Auffassungen von der Genese der Ulcera erscheint es anziehend, sich mit den Schleimhautdefekten bei den verschiedenen Zustandsbildern der lebenden Magenschleimhaut näher zu beschäftigen.

Drei verschiedene Defektbildungen der Magenschleimhaut können unterschieden werden; dabei soll von den Ulcerationen beim Carcinom abgesehen werden

1. oberflächliche Epithelläsionen,
2. Erosionen,
3. Ulcera.

Die Epithelläsionen, in der gastroskopischen Literatur noch wenig berücksichtigt, stellen höchstens stecknadelkopfgroße Epitheldefekte dar, die bei näherer Betrachtung einer an sich glatten Schleimhautfläche dadurch auffallen, daß der Schleimhautglanz über ihnen fehlt. Diese kleinen Schleimhautdellen besitzen eine dunklere grauschwärzliche Verfärbung ihrer Mitten und gehen mit einem häutigen, leicht abgehobenen ausgefransten Rand, der gelegentlich überhängt, in die normale Schleimhaut über. Die ganze Veränderung macht den Eindruck, als sei mit einem kleinen Häkchen ein Stückchen Schleimhaut aus dem unverletzten Oberflächenverbande gewaltsam herausgerissen und ähnelt in ihrer Form einem gespannten Seidenpapier, das mit einem Finger durchstoßen ist. Vielleicht handelt es sich hierbei um Bildungen, wie sie die Pathologen als follikuläre Geschwüre beschreiben.

Die hämorrhagischen Erosionen leiten sich der allgemein anerkannten Auffassung gemäß aus hämorrhagischen oder anämischen Infarkten her, über denen die Epitheldecke unter dem Einfluß der verdauenden Kraft des Magensaftes aufgelöst ist. Sie erscheinen uns gastroskopisch als kleinste bis erbsen- und bohnengroße meist scharfrandige, aber auch gelegentlich zackig begrenzte flache von Epithel beraubte Oberflächenvertiefungen der Magenschleimhaut mit gelblich grauem Belag. Ihr gewöhnlich unregelmäßig begrenzter Blutungshof ist nicht obligat, wird vielfach ersetzt durch eine feine hyperämische Randzone wie beim Ulcus rotundum oder fehlt auch ganz, so daß inmitten reizloser Schleimhaut ganz unvermittelt scharfrandige oberflächliche Substanzdefekte vorhanden sind. Die hämorrhagischen Erosionen sind mindestens um das Zehnfache größer als die erwähnten oberflächlichen Epithelläsionen.

Das echte Ulcus rotundum ist der hämorrhagischen Erosion recht ähnlich. Ein scharf begrenzter runder oder ovaler tiefer Substanzdefekt der Schleimhaut mit steil abfallendem oder trichterförmigem Rand. Gelegentlich ist letzterer unterminiert, nach unseren Erfahrungen im Leben aber niemals treppenförmig gestaltet. Der Geschwürsgrund ist mit einer graugelblichen bis grünlichen

Schicht bedeckt, beim gereinigten Ulcus rot granuliert. Eine umgebende ringförmige Schwellungs- und Rötungszone schließt den pathologischen Prozeß gegen die normale Schleimhaut ab. Sie kann bei ganz frischen Geschwürsbildungen aber auch völlig fehlen.

Alle diese Defekte der Magenschleimhaut, vom kleinsten Epithelverlust bis zum ausgebildeten Ulcus können auf völlig reizloser normaler Schleimhaut auftreten.

So sahen wir zahlreiche oberflächliche Defektbildungen bei einem Kranken mit einer Lamblienholecystitis ohne die geringsten gastritischen Veränderungen.

Fall 429. Klinisch: Vor $1^{1}/_{2}$ Jahren Erbrechen, Appetitlosigkeit und Durchfall. Neigung zu Durchfällen blieb bestehen. Jetzt allgemeine Schwäche. Schmerzen in der Magengegend 20 Minuten nach dem Essen. Gelegentlich auch Nüchternschmerz. Täglich 2—3 mal diarrhoischen Stuhl. Magen- und Gallenblasengegend diffus druckempfindlich. Gallenblasenreflex positiv. Reichlich Lamblien und Leukocyten in der Blasengalle.

Acidität: 16/26, 12/24, 50/60, 32/42. Mikroskopisch Schleim, Leukocyten und Epithelien.

Röntgenologisch: Hypertonus und Hyperperistaltik. Narbe im Bulbus duodeni.

Gastroskopie: Gute Übersicht. Sphincter antri aufgestellt und hochgradig gedreht. Zarte, sehr hohe, stark vorspringende Falten. Widerstand bei Blähung. Hypertonus. Schleimhaut überall völlig glatt und reizlos von gleichmäßig blaßroter Farbe. Klarer See. Kein Schleim. Im Korpus und Sinus befinden sich, besonders auf der Höhe der Falten gut sichtbar, auf der ganzen Zirkumferenz der Innenwand zahllose kleinste, z. T. schwärzlich erscheinende, leicht gezackte, dreieckige, oberflächliche Epitheldefekte, z. T. mit mattem, grauen Belag. Sie liegen in völlig reizloser, nicht entzündlich veränderter Schleimhaut. Kleines erbsengroßes Divertikel an der Hinterwand der Fornix.

Auch echte Erosionen sind bei völlig reizlosen Schleimhäuten durchaus häufig.

Fall 174. Klinisch: Unbestimmte drückende Schmerzen im Oberbauch 1 Stunde nach dem Essen.

Röntgenologisch: Normaler Magen.

Gastroskopie: Klarer See, kein Schleim. Überall völlig reizlose Schleimhaut. Im mittleren Korpus an der Hinterwand befinden sich zwei längliche oberflächliche Erosionen, von denen die eine in einem unregelmäßig begrenzten Blutungshof gelegen ist, die andere ohne Randrötung sich gegen blasse Schleimhaut scharf abgrenzt.

Und schließlich finden wir auch echte Ulcera rotunda ohne die geringsten Entzündungserscheinungen der benachbarten Magenschleimhaut.

Fall 422. Klinisch: 1916 zum ersten Male Magenbeschwerden mit Erbrechen und Schmerz unmittelbar im Anschluß an die Nahrungsaufnahme periodisch auftretend. Jetzt seit 14 Tagen erneut Schmerzen in der Magengrube $1/_{2}$ Stunde nach dem Essen. Keine Druckpunkte am Abdomen. Kein okkultes Blut. Stuhlgang regelmäßig. Kleine Hernia epigastrica.

Acidität: —6/15, +20/38, +32/62, +35/63, +17/30.

Röntgenologisch: Angelhakenform. Caudaler Pol in Nabelhöhe. Kleine Kurvatur glatt. Falten im Korpus und Sinus hochgradig verbreitert und geschlängelt. Groteske Zähnelung der großen Kurvatur wie Tumoraussparungen. Tiefwellige Peristaltik. Pylorus und Entleerung o. B. Bulbus duodeni symmetrisch.

Gastroskopie: Pylorus und Canalis bei mäßig starker, langsam fortlaufender Zirkulärperistaltik ohne Falten. Bei sehr guter Übersicht Schleimhaut überall völlig reizlos, glatt und von gleichmäßiger roter Färbung. Im Korpus ist die Hinter- und Vorderwand sowie die große Kurvatur sehr wirr gefältelt. Hohe breite Falten legen sich packartig übereinander. Auf der Vorderwand nahe der großen Kurvatur befindet sich inmitten reizloser Schleimhaut ein ovales, sehr scharf geschnittenes bohnengroßes, etwa $1/_{2}$ cm tiefes Ulcus, dessen Grund graugrünlich belegt ist und dessen Rand eine fadendünne zarte Rötung aufweist. Das Ulcus versteckt sich zwischen den hohen dachziegelartig sich deckenden Falten, so daß es erst bei maximaler Magenblähung sichtbar wird.

Aus diesen Beispielen darf gefolgert werden, daß die Defekte der Magenwand vom kleinsten Stigma bis zum ausgebildeten Ulcus mit gastritischen Oberflächenprozessen direkt nicht das Geringste zu tun zu haben brauchen (Hauser, v. Bergmann, Schindler, Schüller). Es muß weiterhin jedoch Forschern wie Konjetzny und seinen Schülern, ferner Hohlweg und Korbsch zugegeben werden, daß die Vergesellschaftung von gastritischen Schleimhautveränderungen mit erosiven und ulcerösen Oberflächendefekten ungemein häufig angetroffen wird. Auch Schindler hat trotz klarer Ablehnung der gastritischen Genese des Ulcus rotundum schon in seinem Lehrbuch der Gastroskopie, das eine Fundgrube scharfsinniger Beobachtungen bildet, auf die größere Häufigkeit der gastritischen Geschwürsbildungen aufmerksam gemacht.

Das Nebeneinander von Nischenulcus, Erosionen, oberflächlichen Epithelläsionen und chronischer Gastritis zeigt das folgende Beispiel.

Fall 445. Seit 4 Monaten Schmerzen in der Magengegend $^1/_2$ Stunde nach dem Essen mit gelegentlichem Erbrechen.
Acidität: 8/23, 60/70, 35/45, 35/47, 28/40, 38/50.
Röntgenologisch: Gastroptose mit kleinfingernagelgroßer Ulcusnische oberhalb des Winkels der kleinen Kurvatur.
Gastroskopie: Langmagen. Grobe, hohe, weit ins Magenlumen vorspringende, neben zarten und stark geschlängelten Falten. Gute Pylorusfunktion. Antrum eng mit grünem Schleimsee durch stark vorspringenden Antrumsphincter vom Korpus abgeschnürt. Schleimhaut daselbst hochgradig sulzig granulär verändert. Im Korpus ungleichgroße reichliche Körnelungen, an der kleinen Kurvatur deutliche grobe Buckelungen. Nur kleine Teile der Vorderwand sind frei von Körnelungen. Überall, besonders im Antrum reichlich Schleimbelag mit streifigen Rötungen. Oberhalb des Knies an der kleinen Kurvatur kleinfingerkuppengroßer zeltförmiger Defekt mit geschwollenem Rand und grünem Belag. Auf dem Ulcusrötungshof sowie auf der Hinterwand des Korpus mehrere linsengroße, scharf begrenzte flachere Epitheldefekte mit feinem geröteten Rand und grünlichem Sekretbelag. Auf den Höckern zahlreiche schwärzliche, zackige Epitheldefekte. Siehe auch Beispiel Nr. 200, S. 53.

Fanden sich hier wie in vielen anderen Fällen bei deutlich sichtbarem Nischenulcus mehrere röntgenologisch nicht erkennbare flachere Hinterwandgeschwüre, resp. Erosionen und kleinste Stigmata auf gastritischen Schleimhauthöckern, so sind in anderen Fällen die Defektbildungen der Magenschleimhaut bei gleichzeitigem Vorhandensein von entzündlichen Oberflächenprozessen an die gastritisch veränderten Areale nicht gebunden. Sie liegen vielmehr — und zwar betrifft das alle Größenordnungen von Defekten — teils auf entzündlichen, teils auf völlig normal erscheinenden Schleimhautbezirken. Ja gelegentlich besteht ein typisches Ulcus rotundum ohne umgebende Gastritis abseits von einem örtlich begrenzten entzündlichen Schleimhautprozeß im gleichen Magen. So z. B. ein Ulcus im Antrum innerhalb reizloser Schleimhaut und eine lokalisierte Gastritis im oberen Korpus. Die dazwischen liegenden Schleimhautteile können völlig gesund erscheinen. Besonders häufig fanden wir die Trennung von entzündlichen und ulcerösen Arealen beim Ulcus duodeni. Sollte man bei bestehendem Duodenalgeschwür bei der Annahme von direkten kausalen Beziehungen von Ulcus und Gastritis am ehesten eine Pylorusgastritis erwarten, so fand sich hierbei nicht ganz selten bei völlig reizloser Antrum- und Sinusschleimhaut eine lokalisierte Gastritis im oberen Korpus und Fornix, wie im folgenden Beispiel.

Fall 418. Klinisch: 1923 Pferdeschlag auf Magengegend. 1926 Magenkatarrh. 1926 Ulcus duodeni festgestellt. Okkultes Blut.

Acidität: Nüchtern 20 ccm. 10/30, 10/21, 30/41, 50/62, 68/80, 80/92, 59/69.

Röntgenologisch: Zwei Ulcera duodeni. Grobe Fältelung. Hyperperistaltik.

Gastroskopie: Sehr gute Übersicht. Normaler Peristaltikablauf mit Öffnung und Schluß des reizlosen Pförtnerringes. Überall zarte Längsfalten, die sich während der peristaltischen Welle formieren. Antrum- und Sinusschleimhaut gleichmäßig gefärbt und glatt. An der kleinen Kurvatur und Hinterwand des oberen Korpus ungleichmäßige Höckerungen, im Fornix streifige Rötungen und Höckerungen mit Gipfelrötung. Daselbst vermehrter fädiger Schleimbelag.

Ich habe mit Absicht gerade diesen Fall herausgegriffen, um zu zeigen, daß in Mägen mit entzündlichen Schleimhautveränderungen die Ulcuslokalisation an entzündliche Areale nicht geknüpft ist, daß vielmehr Ulcus und Gastritis beim gleichen Menschen nebeneinander und unabhängig voneinander bestehen können. Durch solche Beobachtungen wird die Lehre von der Ulcusentstehung auf gastritischem Boden (Konjetzny, Korbsch u. a.) ebensowenig wie die Ansicht von der Sekundärgastritis bei Ulcus (Faber, v. Redwitz, Hauser) gestützt. Zu der lokalistischen Unabhängigkeit von Ulcus und Gastritis tritt gelegentlich noch ein zeitlicher Wechsel zwischen Ulcus und Gastritis, wie ihn das nächste Beispiel zeigt.

Fall 422. Gastroskopie: Bei guter Übersicht völlig reizlose Schleimhaut überall. Grobe Schleimhautfältelung an der Vorder- und Hinterwand und großen Kurve des Korpus. An der Vorderwand des Korpus, nahe der großen Kurve, inmitten regellos, stark gefältelter Schleimhaut ein ovales, scharfgeschnittenes, etwa $1/_2$ cm tiefes Ulcus mit grünlich-grauem Belag und feinem roten Rand.

Bei einer zweiten Gastroskopie 4 Wochen später fand sich viel grauer schmutziger Schleim. Schleimhaut im ganzen blaßrot, gleichmäßig gefärbt und reizlos. Nur an der Hinterwand der Fornix befindet sich ein lokalisierter Bezirk mit entzündlich geröteten Höckern. An der alten Ulcusstelle ziehen strahlige Schleimhautfalten auf einen etwas erhabenen geröteten Buckel hin.

Wir sehen ein Ulcus ohne Gastritis und nach 4 Wochen das geheilte Ulcus und eine abseits liegende frische Schleimhautentzündung streng auf einen kleinen Magenteil lokalisiert. Dabei erscheint beachtenswert, daß der Kranke während einer Leubekur völlig beschwerdefrei geworden war und plötzlich angeblich nach Genuß eines Bücklings die gleichen Beschwerden bekam, wie zur Zeit der Ulcusbeschwerden, ein schönes Beispiel für die Unmöglichkeit, aus einem Beschwerdekomplex Ulcus und Gastritis klinisch voneinander zu trennen.

Es bietet somit der akute Gewebsdefekt der Magenschleimhaut aller Größenordnungen mit seinem Auftreten in völlig normaler reizloser Schleimhaut, seiner Vergesellschaftung andererseits mit den mannigfachsten gastritischen Schleimhautveränderungen, mit den örtlichen Beziehungen zu entzündlichen Schleimhautbezirken und andererseits der lokalistischen Unabhängigkeit von entzündlichen Arealen, und schließlich mit dem zeitlichen Wechsel von Ulcus und Gastritis im gleichen Magen ein ungemein wechselvolles, sich keinem Schema einfügendes Bild. Nur der Wechsel der Erscheinungen ist beständig, nur die Mannigfaltigkeit scheint Regel. Und doch ist gerade die Vielgestaltigkeit im geweblichen Geschehen und seine Ausdrucksform dazu berufen, wie mir scheinen will, die so weit auseinandergehenden, sich hart bekämpfenden Meinungen über die Entstehung des akuten Gewebsdefektes und seines hervorragendsten

Vertreters, des Ulcus rotundum (seu digestivum) zu verstehen und möglicherweise auf mittlerem Wege zu einigen. An der digestiven Natur dieser Defekte zweifelt heute wohl niemand mehr. Nur die Ursache der die Schleimhaut zur Andauung reif machenden Schleimhautschädigung ist Gegenstand der Debatte. Embolische (Cohnheim, Payr u. a.), thrombotische (v. Eiselsberg u. a.) Gefäßverschlüsse, arteriosklerotische Gefäßerkrankungen (Gruber und Kratzeisen) mit lokalen Ischämien, mechanische Verletzungen der Schleimhautoberfläche, mykotische (Ascanazy) und bakteriotoxische Schädigungen (Craemer, Rutimeyer) der Oberflächenschicht, muskuläre Gefäßdrosselungen (v. Bergmann, Westphal) und spastische Gefäßverschlüsse (Beneke, Lichtenbeld, van Yjzeren, Gundelfinger, Hart, Westphal) sind für das Zustandekommen der Schleimhautläsionen verantwortlich gemacht worden. Ernährungsstörungen jeglicher Art bei Herz- und Gefäßerkrankungen (Gruber, Edinger, Merkel, Hauser u. a.) wurden beschuldigt. Durch Heyrowsky, der in $70\,^0/_0$ aller Ulcera und durch Konjetzny, der in $100\,^0/_0$ der Ulcera Gastritiden nachweisen konnte, sowie durch Moszkowicz, der im akuten Stadium zahlreiche mikroskopische Ulcera, später Schleimhautrisse, Darmepithelinseln und Follikelvermehrung histologisch fand, ist die entzündliche Genese des Ulcus zu neuem Leben erwacht. Sie schien durch gastroskopische Untersuchungen insofern eine Stütze zu erfahren, als Korbsch den Übergang von kleinsten auf gastritischem Boden entstandenen Erosionen über aphthenähnliche Geschwürchen zum echten Ulcus rotundum beobachtet zu haben glaubte und als Hohlweg auf Grund des häufigen Zusammentreffens von Ulcus und Gastritis auf derselben Schleimhaut einen innigen Zusammenhang beider Leiden in dem Sinne gewahrt sieht, daß die Gastritis und das Ulcus verschiedene Entwicklungsstadien ein und derselben Ulcuskrankheit darstellen, hinter der die Konstitution steht. Stahnke glaubt, auf Grund von Befunden bei Hunden nach ösophagealer Vagusreizung das Primäre der Störung in einer Sekretionsvermehrung eines Magensaftes mit erhöhter Verdauungskraft, in einer Verminderung des Schleimes und einer so ungehemmten Wirksamkeit der Digestion auf das Schleimhautepithel sehen zu sollen. Hierdurch sollen sich eine Gastritis und in ihrem Gefolge tiefere Gewebsdefekte entwickeln. So interessant diese Versuche auch sind, so muß doch gegen die gezogenen Schlüsse eingewandt werden, daß das Bindeglied zwischen Nervenreizung und Defekten der Schleimhaut, nämlich der histologische Nachweis einer Gastritis, gerade nicht geführt werden konnte. So scheint uns weder die Entstehung einer Gastritis durch Hyperpepsie noch die Defektbildung auf entzündlicher Basis durch diese Versuche eine Stütze zu erfahren. Und da ich, ebenso wie Schindler, Ulcera ventriculi, Erosionen und kleinste Epitheldefekte häufig ohne entzündliche Schleimhautschäden gesehen habe, muß auch ich auf Grund gastroskopischer Erfahrungen die direkte Entstehung von echten Geschwüren aus gastritischem Geschehen (via Magensaft, Schleimhautandauung, Gastritis, weitere Andauung, Ulcus) als Regel für äußerst unwahrscheinlich halten. Aus demselben Grunde scheint es uns auch nicht angängig, das Ulcus einfach für eine Komplikation der Gastritis zu halten (Korbsch), so verlockend nach den Konjetznyschen Untersuchungen für den Gastroskopiker, der die Gastritis ungemein häufig mit den verschiedenartigsten Epitheldefekten gepaart sieht, diese Annahme auch ist. Aber eine noch so häufige Koinzidenz ist noch nicht einem

Kausalzusammenhang gleich zu setzen (Hohlweg). Soll eine solche Entwicklung des Ulcus aus gastritischem Geschehen Wahrscheinlichkeitswert bekommen, dann müßte man gastroskopisch auch gelegentlich den Übergang einer kleinen Epithelläsion oder einer Erosion in ein echtes Ulcus finden müssen. Trotz vieler Seriengastroskopien bei ein und demselben Kranken haben wir ein solches Weiterfressen eines kleinen Defektes aber niemals erlebt. Vielmehr war bei fortlaufender Untersuchung plötzlich ein neuer kleinerer oder größerer Defekt vorhanden, der nie die Neigung zur Ausbreitung und Vertiefung aufwies, sondern entweder refraktär d. h. gleich groß blieb oder meistens auch bei gleichzeitig bestehenden Gastritiden der Verkleinerung zustrebte. Die entgegengesetzte Annahme hingegen, daß Ulcus und Gastritis genetisch nichts miteinander zu tun haben, scheint uns ebensowenig glücklich zu sein. Mag auch für den Pathologen eine Trennung zwischen Defekten, die nur die Schleimhaut betreffen, und solchen, die tief in die Submucosa und in die Muskelschichten vordringen, leicht möglich sein, so erscheint es doch fraglich, ob es erlaubt ist, allein aus dem Eindringen der Gewebsschädigung in das submuköse Gewebe einen grundsätzlich verschiedenen Entstehungsmodus gegenüber den reinen Schleimhautdefekten zu erschließen. Eine solche Abgrenzung kommt uns nach vergleichenden röntgenologischen und gastroskopischen Untersuchungen zu eng vor. Wenn wir auch, wie früher betont, nach dem endoskopischen Bild die Beteiligung tieferer Magenwandschichten an der Defektbildung nicht ohne weiteres ermessen können, so entspricht es doch unserer Erfahrung, daß ein röntgenologisches Nischenulcus kein reines Schleimhautulcus mehr ist, sondern mindestens die Submucosa mitbeteiligt, so daß man bei Feststellung einer großen deutlichen Nische damit rechnen kann, daß die von Hauser für das Vorhandensein eines echten Ulcus rotundum geforderten Kriterien bestehen. In unserem gastroskopischen Material, das an Ulcera ventriculi besonders reich ist, finden sich nicht wenige Fälle, bei denen neben ein bis zwei großen Nischenulcera alle Größenordnungen von Ulcerationen (kleinste Defekte bis zu typischen großen Schleimhautgeschwüren ohne Röntgennische) mit ausgedehnten hochgradigen, gastritischen Veränderungen in ein und demselben Magen festgestellt werden konnten. Bei solchen Befunden erscheint es uns gekünstelt, anzunehmen, daß Nischenulcus und Schleimhautulcus grundsätzlich zu trennende Gebilde seien und mit der so häufig gleichzeitig bestehenden hochgradigen Gastritis nicht aufs engste verknüpft seien. Ich bin weit davon entfernt zu leugnen, daß die Ulcusentstehung in manchen Fällen auf thrombotische oder embolische Gefäßverschlüsse zurückzuführen ist. Ich bin auch überzeugt davon, daß Gefäßerkrankungen aller Art mit und ohne Vasospasmen den Grund für die erste Gewebsschädigung abgeben können, in der Mehrzahl der Fälle scheint mir aber dieser Entstehungsmodus nicht vorzuherrschen, wie sich ja auch das Suchen nach solchen Gefäßanomalien im Ulcusgrund meist nicht als glücklich erwiesen hat. In einer rein mechanischen Schädigung des Oberflächenepithels andererseits den Grund für die Andauungsmöglichkeit zu sehen, halte ich ebenfalls für abwegig, weil wir niemals trotz häufiger Verletzungen selbst entzündlich geschädigter Schleimhäute mit dem Gastroskop Ulcerationen haben auftreten sehen. Ebensowenig scheint auch die mykotische Entstehung des Ulcus besonders durch Soor (Ascanazy) eine allgemeinere Bedeutung zu haben. Konnten wir doch erst vor kurzem eine hochgradige Ausbreitung von Soor auf der Magenschleimhaut eines erwachsenen Sepsiskranken ohne die geringsten ulcerativen Veränderungen der Magenschleimhaut bei der Obduktion erleben. Außerdem hat die Nachuntersuchung der Ulcera ventriculi auf mykotische Ansiedlungen zu einem eindeutigen Resultat nicht geführt (Nissen, Gruber, Frank, Kirch und Stahnke). Immerhin mögen solche Pilze und Bakterien bei der Ausbreitung eines einmal vorhandenen Defektes und bei der Heilung solcher Geschwüre eine beeinflussende Rolle spielen. Unsere Befunde scheinen uns andere Wege zu weisen.

Wir sahen folgende Möglichkeiten in den Beziehungen zwischen Ulcus und Gastritis.

1. Das Ulcus kann ohne jede entzündliche Magenschleimhautveränderung plötzlich entstehen, ja multiple Defekte können so kommen und auch in kurzer Zeit heilen.

2. Das Ulcus kann auf gastristischen Arealen sich bilden, es kann aber auch

3. auf normal erscheinender Schleimhaut lokalisiert sein, während in anderen Teilen desselben Magens gastritische Prozesse spielen.

4. Es können gastritische Veränderungen mit ulcerativen Prozessen zeitlich alternieren: nach Ausheilung der einen entstehen die anderen und umgekehrt. Und zwar braucht die Gastritis hierbei keineswegs vorauszugehen, vielmehr vermag auch die Defektbildung auf reizloser Schleimhaut die Erscheinungen einzuleiten, die Ausbreitung einer Gastritis nach Heilung der Ulcerationen kann folgen.

Die Unabhängigkeit und andererseits die Abhängigkeit beider Erkrankungen in lokalisatorischer wie in zeitlicher Beziehung läßt es von vornherein unwahrscheinlich erscheinen, daß direkte unmittelbare kausale Zusammenhänge zwischen Ulcus und Gastritis bestehen, vielmehr drängen unsere gastroskopischen Befunde zu der Annahme, daß beide, Ulcus und Gastritis, verschiedene Ausdrucksformen ein und derselben übergeordneten Störung darstellen. Ob es sich nur um verschiedene Phasen derselben Krankheit handelt, eine Vorstellung, wie sie Hohlweg vorschwebt, in dem Sinne, daß die Gastritis durch exogene Schäden auf einer konstitutionell minderwertigen Schleimhaut entsteht, zu Erosionen und kleineren Ulcerationen Anlaß gibt und nun auf dem Wege über Gefäßspasmen zum digestiven Ulcus führt, ist möglich. Eine Reihe von Beobachtungen scheinen mir jedoch gegen einen solchen Entwicklungsgang zu sprechen. Es können z. B. beim frischen Ulcus ventriculi Gastritiden und kleine Oberflächendefekte, die zur Reizquelle für Gefäßspasmen hätten werden können, völlig fehlen. Wir glauben alle beobachteten Erscheinungen am besten unter der Annahme zusammenfassen zu können, daß Gastritis und Ulcus verschiedene Ausdrucksformen einer übergeordneten Störung darstellen. Wir stellen uns vor, daß eine gewisse Disposition zur Entstehung sowohl des Ulcus als der Gastritis geschaffen wird, durch Disharmonien in den vegetativen Geflechten (v. Bergmann), durch Abnormitäten im Capillarsystem, besonders der Magenschleimhaut (Otfried Müller, Schmincke), vielleicht auch durch Schwankungen im Ionenmilieu (Balint), also durch konstitutionelle und konditionelle Faktoren. In ihnen liegt auch die in letzter Zeit wieder mehr Geltung gewinnende Erblichkeit der Ulcuskrankheit verborgen (Jul. Bauer, Aschner, Huber, Ohly, Ruhmann, Weitz).

Exogene Schäden (ungeeignete Nahrung, Nicotin, Alkohol, psychische Insulte) und endogene Ursachen (Infektionskrankheiten, Intoxikationen, Rößles erste Krankheit) führen entweder durch direkte schädigende Einwirkung auf die Magenschleimhaut oder vor allem auf dem Umwege über das Nervensystem zu Zirkulationsstörungen im Bereiche der Magenwand, wobei die vegetative Disharmonie (v. Bergmann) und Capillarveränderungen (Otfried Müller, Schmincke) begünstigend wirken. Den so bedingten trophischen Störungen brauchen nicht nur Gefäßspasmen und Gefäßdrosselungen (Beneke, Gundelfinger, Hart, Westphal, v. Bergmann), sondern können auch Gefäßdepressionen (Hart) zugrunde liegen, die je nach Länge ihrer Wirksamkeit und je nach ihrer Tiefenausdehnung (Lokalisation in oberflächlichen oder tieferen Gefäßen) entweder nur das Oberflächenepithel (Gastritis) oder auch tiefere Schichten (Ulcus) der digestiven Kraft der Verdauungssäfte anheimgeben. So führt die Tiefenschädigung zum Ulcus, die Ernährungsstörung des Oberflächenepithels zur chronischen Entzündung. Im allgemeinen werden bei diesen digestiven Wirkungen peptische Fermente die Hauptrolle spielen. Tryptische Einflüsse (Stuber) sind bei geeignetem Ionenmilieu aber gelegentlich sicher auch beteiligt. Nur so ist die Entstehung eines echten frischen Ulcus rotundum ohne Gastritis bei einer perniziösen Anämie mit histaminresistenter Achylia gastrica, wie wir es gastroskopisch auftreten und heilen sahen, zu verstehen.

Schließlich kann die einmal etablierte Schleimhautveränderung selbst zur Reizquelle für neue nervöse Impulse werden und so über neue Schübe von Zirkulationsstörungen im Bereiche der Magenwand zu neuen Lokalisationen und zu Rezidiven sowohl des Ulcus als auch der Gastritis Anlaß geben. In solchen Fällen ist dann „die erste und die zweite Krankheit" Rößles auf der Magenschleimhaut selbst lokalisiert. Legen wir diese Vorstellungen von der Entstehung der Gastritis und des Ulcus zugrunde, so rücken all die verschiedenen Ausdrucksformen der beiden großen Gruppen von Schleimhauterkrankungen und ihre klinische Verknüpfung und Unabhängigkeit, ihre Bindung an gewisse Stigmatisationen oder doch wenigstens ihre Bevorzugung bestimmter Individualtypen, ihre besondere Häufigkeit bei der schwerarbeitenden Bevölkerung ebenso wie bei den ruhelos geistig arbeitenden Großstadtmenschen unserem Verständnis erheblich näher.

Das chronische Magengeschwür.

Das chronische Ulcus ventriculi geht nach unseren Erfahrungen im Gegensatz zum akuten immer mit Entzündungserscheinungen der Magenschleimhaut einher. Meist sind sie in der nächsten Umgebung des Ulcus, häufig genug auch an ulcusfernen Schleimhautbezirken lokalisiert. Das chronische Ulcus ventriculi ist gastroskopisch vom akuten leicht unterscheidbar. Der tiefere und vor allem auch viel breitere Gewebsdefekt ist nicht mehr scharf begrenzt, hat vielmehr eingezogene Ränder, vielfach zackige Begrenzungen, liegt inmitten einer hochrot geschwollenen wulstigen gelegentlich polypös oder granulär veränderten Schleimhaut, welche ein derbes sehniges Aussehen hat. Der Ulcusgrund ist mit einem schmierig graugelben bis graugrünen Sekret belegt, nur ausnahmsweise rot granuliert; bei penetrierenden Geschwüren wird er, wie in einem Falle Schindlers, gelegentlich durch gelbweißliches, höckriges, Pankreasgewebe gebildet. Die dem chronischen Ulcus eigenen starken narbigen Veränderungen der Magenwand mit Verziehungen, narbigen und spastischen Sanduhrformationen und den groben wulstigen, fast tumorösen Vorbucklungen der Schleimhaut erschwert die Sicht zum Ulcus, oder doch wenigstens die völlige Übersicht über den ganzen Ulcusbereich, nicht selten erheblich, so daß man den Ulcustrichter nur tangential oder überhaupt nicht übersehen kann. Und so bleiben gar nicht selten gerade die größten Trichter chronischer Ulcera, besonders bei ihrem Lieblingssitz an der kleinen Kurvatur und Hinterwand des Korpus und Antrum eben wegen der enormen Schwellung ihres Randes und der nahen Lage an der gastroskopischen Optik der endoskopischen Sicht verborgen, sind jedoch an der massiven Wandschwellung zu erkennen. Um so instruktiver sind die Fälle, bei denen die Übersicht möglich ist, bezüglich ihres Heilungsverlaufes. Denn selbst sehr große Ulcera ventriculi können heilen, wenn sie, wie das nächste Beispiel zeigt, konsequent interner Behandlung unterzogen werden.

Fall 342. Klinisch: Während des Krieges Magendarmkatarrh. 1921 mehrere Wochen lang Magenbeschwerden, meist nüchtern, aber auch bald nach der Nahrungsaufnahme. 1924 erneute Schmerzperiode, 1927 Beginn der Magenschmerzen 3 Wochen vor Klinikaufnahme. Heftige Nüchternschmerzen mit Erbrechen. Besserung nach dem Essen. Druckschmerz zwischen Nabel und Schwertfortsatz. Viel Hunger.
Acidität: —30/5, —2/2, —4/4, —9/12, —25/8, —15/7, —10/12, —24/7.
Röntgenologisch: Große Ulcusnische an der kleinen Kurvatur des Antrum mit tiefliegendem Sanduhrspasmus.
Gastroskopie: Gute Magensicht bis kurz vor Pylorus. An der Vorderwand und der kleinen Kurve des Antrum befindet sich ein über 1 cm tiefes lochartig wie ausgestanzt erscheinendes Geschwür von Pfennigstückgröße. Ränder wulstartig weit überstehend, hochrot, mit einer um den Defekt herum spiralig gedrehten Schleimhautfältelung. Nach der Hinterwand zu sieht man in eine Tasche, deren Blätter fest aneinander liegen und nicht gedehnt werden können. Die Schleimhaut der Ulcusumgebung, aber auch die des Korpus ist diffus entzündet, fleckig, streifig gerötet, stellenweise stark aufgerauht, mit Schleimflocken und Schleiern bedeckt und mit körnigen und beetartigen Erhebungen versehen.
Nach 7 Wochen Ulcuskur.
Gastroskopie: Oraler Magenteil zeigt reizlose, glatte Schleimhautverhältnisse. Geschwür nunmehr erbsengroß. Rand flach und reizlos. Geschwürsfläche rot granulierend. Hinter dem Ulcus enges, rohrartiges Magenlumen, das der Blähung trotzt; hier blasse, reizlose Schleimhaut.
Nach weiteren 10 Wochen: völlig beschwerdefrei gewesen.
Gastroskopie: Etwas vermehrte, aber zarte Schleimhautfältelung. Keine frischen Entzündungserscheinungen der Schleimhaut. Pylorusaktion normal, Schleimhaut reizlos. Kein Schleimbelag. Geschwür völlig geheilt. An seiner Stelle eine kleine, hanfkorngroße, bürzelförmige Vorwölbung. Schleimhaut darüber noch ganz leicht gerötet, aber epithelisiert. Zu dem Bürzel ziehen ganz zarte Radiärfalten.

Das ist das Bild der Heilung eines großen Geschwürs. Zuerst pflegen die entzündlichen Erscheinungen zu verschwinden und dann erst erfolgt die Schließung des Defektes. In solchem Verlauf dürfen wir eine günstige Entwicklung des Leidens erblicken, und man kann vielfach schon vor Veränderung der Ulcusgröße allein aus dem Abklingen der gastritischen Erscheinungen eine gute Prognose für die Ulcusheilung stellen. Bleiben die entzündlichen Schleimhautveränderungen aber bestehen, so sind die Aussichten für die völlige Ausheilung des Ulcus sehr viel schlechter. Und selbst dann, wenn eine Verkleinerung des Geschwürs zustande kommt, oder in Ausnahmefällen auch einmal eine Defektschließung erfolgt, bildet die bestehenbleibende Gastritis eine Quelle für Rezidive oder für das Aufflackern des nicht völlig geheilten Ulcus. Meist handelt es sich dann um lange, über Jahre sich hinziehende Leiden mit schweren

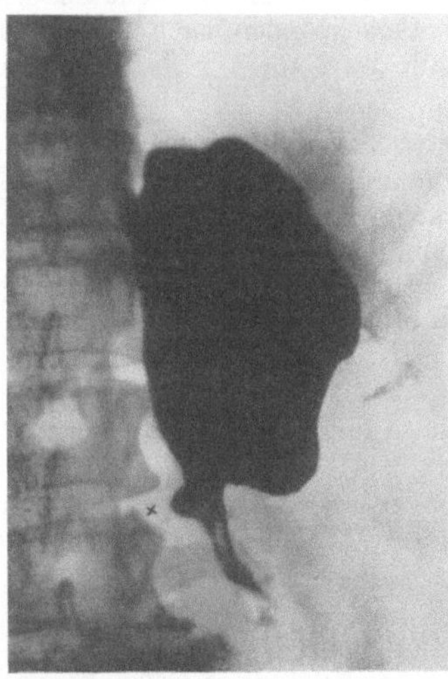

Abb. 30. (Fall 103.) Großes Nischenulcus mit spastischem Sanduhrmagen (×).

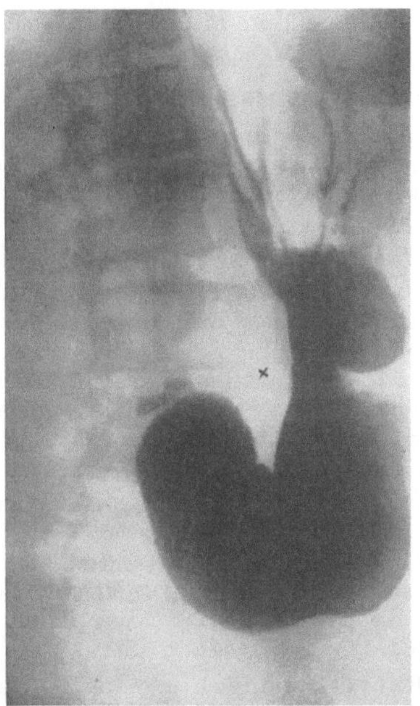

Abb. 31. (Fall 103.) Nach Leubekur Sanduhrmagen weiter. Nische ganz flach. Gastroskopisch: Flacher großer Defekt. Randschwellung des Ulcus geschwunden.

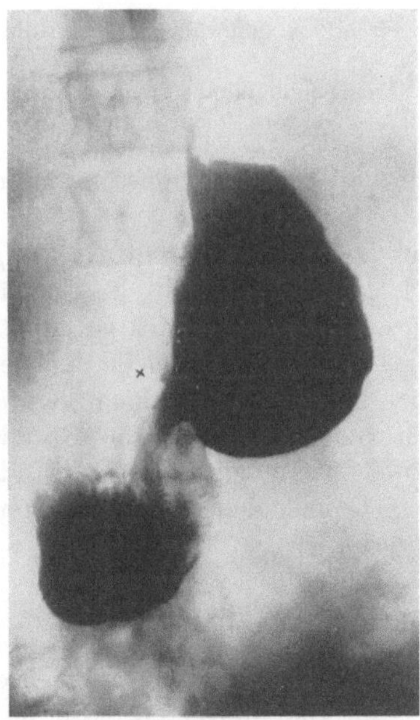

Abb. 32. (Fall 103.) 3 Monate später Nische tiefer geworden. Gastroskopisch: Ulcuswandschwellung wieder stärker, Ulcus wesentlich verkleinert.

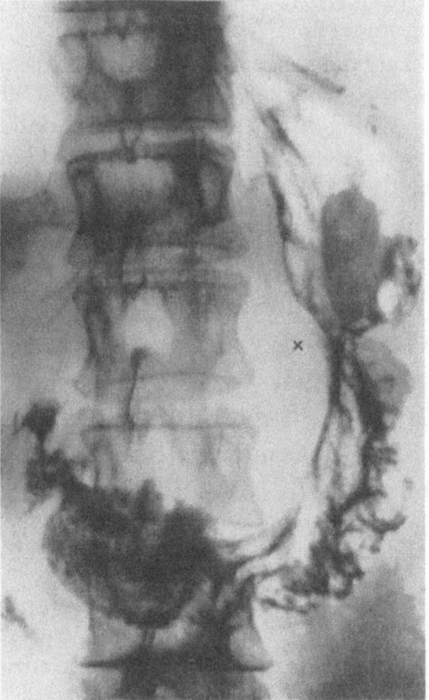

Abb. 33. (Fall 103.) Nach weiteren 6½ Monaten Ulcusnische verschwunden. Radiärfalten. Körnelungsrelief und grobe Falten. Gastroskopisch: Ulcus narbig geschlossen. Gastritis hypertrophicans.

irreparablen Tiefenveränderungen der Schleimhaut, um narbig oder entzündlich bedingte Entleerungsstörungen des Magens (Pylorusstenose, Sanduhrmagen). Die Heilungsaussichten für solche Mägen sind durchaus schlechte, wenn auch, wie im folgenden Fall völlige Beschwerdefreiheit selbst über viele Wochen und Monate mit Gewichtszunahme und völliger Arbeitsfähigkeit zu erzielen sind.

Fall 103. Klinisch: Vor 2 Jahren Magengeschwür. 6 Wochen Liegekur, danach fast beschwerdefrei. Jedes Jahr 1—2 mal Schmerzperiode. Jetzt seit 3 Monaten wieder Schmerzen unabhängig vom Essen, meist nüchtern. Verschwinden nach Nahrungsaufnahme, saures Aufstoßen. Druckpunkt median oberhalb des Nabels.

Acidität: 20/40.

Röntgenologisch: Großes Nischenulcus mit spastischem Sanduhrmagen (Abb. 30).

Gastroskopie: Pylorus und Antrumteil o. B. Im unteren Magensack, unmittelbar unterhalb der Enge an der kleinen Kurve, ein markstückgroßer, tiefer Schleimhautdefekt mit graugrünem Belag und hochgradig geschwollenem und gerötetem Rand. Beim Herausziehen aus dem unteren Sack ist Sanduhrenge deutlich sichtbar. Schleimhaut hier ringsum gerötet. Oberhalb der Enge samtartige Rötung und Anschwellung der Schleimhaut mit zahlreichen Höckerungen und viel Schleimbelag.

Nach 5 Wochen Leubekur.

Röntgenologisch: Spastische Sanduhrenge weiter, Ulcusnische nur noch ganz flach, eben angedeutet (Abb. 31).

Gastroskopie: Defekt unterhalb der Enge eher größer, aber viel flacher. Umgebungsschwellung viel geringer. Defekt vom Rande her epithelisiert, Grund graugelblich, höckerig. Gastritis im oberen Sack unverändert.

Nach 3 Monaten.

Röntgenologisch: Spastischer Sanduhrmagen mit kleiner Nische (Abb. 32).

Gastroskopie: Unterhalb der Enge Ulcus kleiner, zeigt Bohnengröße, hat granulationsartigen roten Grund und stark gerötete und geschwollene umgebende Schleimhaut. Oberhalb der Enge Gastritis unverändert.

Nach weiteren $6^1/_2$ Monaten.

Röntgenologisch: Keine Nische. Sanduhrmagen bildet sich während der Füllung. Körnelungsrelief (Abb. 33).

Gastroskopie: Im oberen Sack kurz vor der Enge Schleimhaut noch hochgradig verändert, graurot gefleckt, gewulstet und gefeldert, zahlreiche rote, leicht blutende Höckerungen. Magenlumen in der Enge daumendick, kurz davor an der kleinen Kurvatur eine polypöse buckelige Schleimhauterhebung. Unterhalb der Enge Ulcus geschlossen, mit sehniger, strahliger Narbe, völlig epithelisiert.

Der Narbenhügel im Sanduhrlumen spielt hier das Hindernis für die Nahrungspassage und führt zu Stauungen im oberen Sack. Er unterhält die Gastritis und diese wiederum die Gefahr des Ulcusrezidivs. Bei solchen stark verbildeten Mägen werden wir gut tun, trotz Ulcusheilung die Gefahrenquelle für neue Exazerbationen operativ zu entfernen. Dabei erscheint es jedoch geraten, die frischen Entzündungserscheinungen durch eine speziell auf die Gastritis gerichtete Behandlung (Spülungen, Kollargol) soweit wie möglich zum Schwinden zu bringen, da die Resektion im entzündeten Gebiet neue Komplikationen zu bringen vermag.

Ulcus und Nische.

Ich möchte die Beispiele chronischer Ulcera nicht unnötigerweise vermehren, da sie immer wieder das gleiche charakteristische Bild darbieten. Nur eines interessiert den gleichzeitig gastroskopierenden und Röntgendiagnostik treibenden Arzt, die Frage nämlich nach den Beziehungen der Ulcusgröße zur Nische

und die Frage nach den Faktoren, die für die Ausbildung der Nische maßgebend
sind. Aus anatomischen Magenpräparaten wissen wir, daß die Dicke der Magenschleimhaut viel geringer ist, als die Tiefe der im Leben dargestellten Nischen,
und wenn es gelingt, Nischenbefunde mit der Tiefe der gleichen Ulcera im
anatomischen Präparat zu vergleichen, so fällt auf, daß große Differenzen
zwischen Nischen- und Ulcustiefe zuungunsten der letzteren bestehen. Diese
Tatsache hat die Röntgenologen häufig beschäftigt und die verschiedensten
Ursachen sind für die Diskrepanz der Erscheinungen verantwortlich gemacht
worden. Haudeck u. a. haben Zirkulärspasmen, Forssell besondere Schleim-
hautformationen mit Bildung von hohen und dichtstehenden Falten, Berg
Schwellungszustände der Ulcusumgebung für die Vertiefung der Nischen

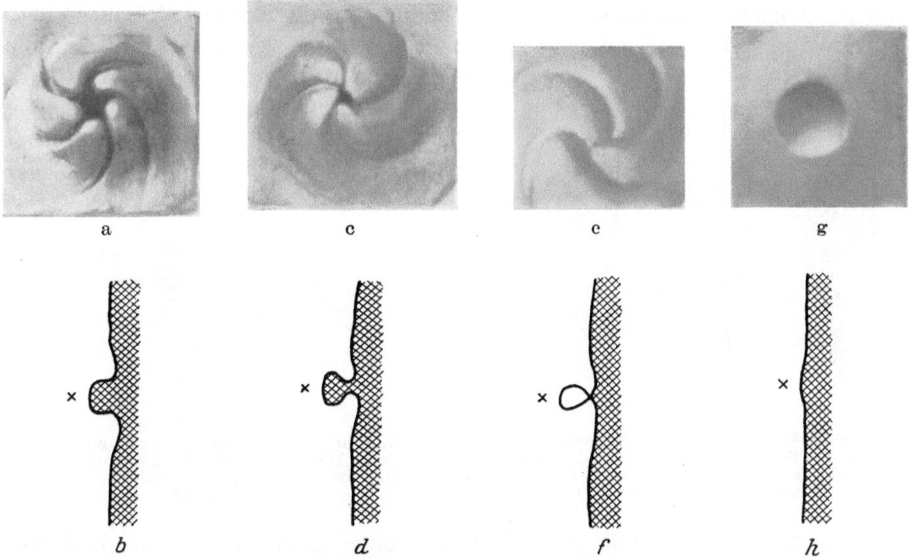

Abb. 34 a—h. (a, c, e, g nach gastroskopischen Bildern in Plastelin modelliert und photographiert.)
b, d, f, h die entsprechenden Nischenbilder (×). Kontrastschatten im Magen = doppelt schraffiert.
Ulcus mit Zirkulärspasmus.

beschuldigt. Nach unseren gastroskopischen Untersuchungen kommen alle
diese Vorgänge als nischenvergrößerndes Moment in Betracht. In dem unter
Nr. 342, S. 78 beschriebenen Fall sind die Zeichen eines Zirkulärspasmus
aus dem gastroskopischen Bild leicht abzulesen. Rings um den Schleimhautdefekt stellt sich die Schleimhaut, die einen normalen oder vermehrten
Schwellungszustand aufweisen kann, wie ein dem Antrumsphincter ähnlicher
Ring mit korkenzieherartiger Faltendrehung auf (Abb. 34a) und erhöht den
Ulcusrand bis über die doppelte Höhe des eigentlichen Gewebsdefektes, so daß
die Nischentiefe (Abb. 34b) solcher Geschwüre die Tiefe des Ulcusdefektes
übertreibt. Ist die Schleimhautschwellung gleichzeitig stark (Abb. 34c und e),
so können die Schleimhautfalten den Gewebsdefekt so stark überragen, daß
entweder ein völliger Verschluß des Ulcuseinganges (Abb. 34e) vom Magen her
resultiert oder aber eine enge Straße in das Ulcuslumen vom Magen her mündet
(Abb. 34c). Unter diesen Verhältnissen ist die Ulcusnische röntgenologisch überhaupt nicht darstellbar (Abb. 34f) oder aber vom Magen durch einen dünnen

Halsteil deutlich abgetrennt (Abb. 34d). Solche zwerchsackförmigen Nischen, in denen sich auch Luftblasen lokalisieren können, sind früher vielfach als Ausdruck penetrierender Ulcera angesehen worden, ein Schluß, der nach unseren gastroskopischen Erfahrungen unberechtigt ist. Vielmehr können solche Nischen sehr bald nach Einleitung einer Diättherapie und unter dem Einfluß von Wärme flacher werden oder völlig verschwinden. Die Nischenbasis wird breiter, der Halsteil verschwindet und der knopfartige Gipfel ist einer mehr oder weniger flachen oder zeltförmigen Ausbuchtung des Kontrastschattens gewichen (Abb. 34h). Gastroskopisch geht einer solchen Veränderung der Nische, die sich innerhalb weniger Tage vollziehen kann, nicht etwa eine Defektheilung, sondern eine Abflachung und Verbreiterung des Geschwüres als Ausdruck des gelösten Zirkulärspasmus parallel (Abb. 34g). Von dieser Zeit an vergehen bis zur völligen gastroskopischen Ulcusheilung noch mehrere Wochen. Die Schließung des Defektes vollzieht sich endoskopisch in der Weise, daß auf dem zuerst graugelb bis grünlich belegten Ulcusgrund rötliche Granulationen aufschießen, Schleimhautepithel sich von der Seite her vorschiebt und je nach der Stärke der

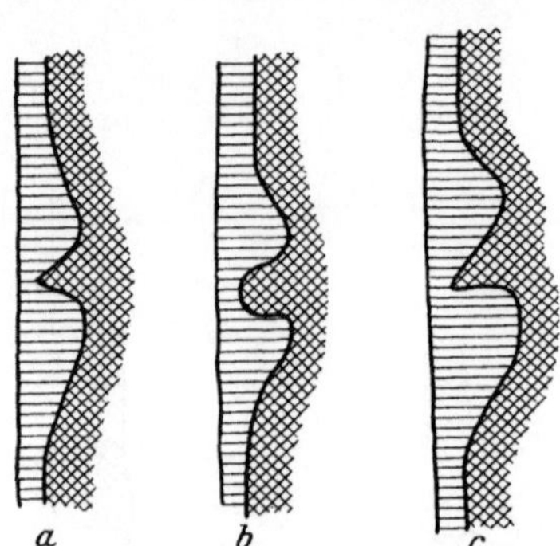

Abb. 35 a—c. Ulcusnische bei chronischer paraulceröser Verdickung der Magenwand. Magenwand = einfach schraffiert. Kontrastschatten im Magen = doppelt schraffiert.

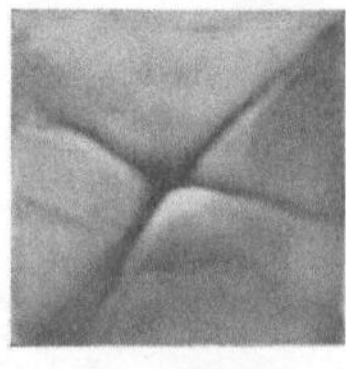

Abb. 36. Fibrinfüllung des Ulcus mit zusammengezogenen Rändern. (Nach gastroskopischen Bildern in Plastelin modelliert und photographiert.)

Wundgranulation an Stelle des Defektes eine kleine schleimhautbedeckte Delle zurückbleibt oder aber ein Plus an Substanz in Form eines epithelbedeckten Bürzels die alte Ulcusstelle anzeigt. Das ist das Bild frischerer Geschwüre, die ziemlich akut entstanden sind, die Muscularis mucosa erreicht oder schon durchbrochen und ins submuköse Gewebe vorgedrungen sind. Anders die Bilder und der Heilungsverlauf jener Ulcera, die die tieferen Muskelschichten erreichen und in deren Umgebung gröbere chronische Veränderungen von mehr proliferativem Charakter zur Ausbildung gekommen sind. Bei ihnen liegt der Gewebsdefekt inmitten einer enormen wulstigen, buckligen Schleimhautverdickung, durch die ein bis zu handtellergroßer Bezirk grotesk verändert ist. Nicht allein die Schleimhaut, sondern die ganze Magenwand einschließlich der tiefen Muskulatur ist Sitz der Dickenzunahme. Die Ulcusdefekte sind tief und vielfach trichterförmig. Die ihnen entsprechenden Nischen von spitzer Zeltgestalt (Abb. 35a), Nasen- oder Fingernagelform (Abb. 35b und c) mit breiter Basis geben im Gegensatz zu den mit Spasmen einhergehenden Ulcera die wahre Ulcustiefe wieder. Nur die penetrierenden Geschwüre vertauschen die Zeltform ihrer Nischen mit einer kuppelförmigen äußeren Begrenzung. So verschieden die Bilder, so verschieden auch der Heilungsverlauf dieser Geschwüre gegenüber denen mit Zirkulärspasmen. Nur selten vermag das chronisch indurierte paraulceröse Gewebe so weit abzuschwellen, daß hierdurch das Ulcus und seine Nische an Tiefe verliert. Vielmehr wächst der grauschmierige mißfarbene Grundbelag des Ulcus allmählich bis zur Höhe des Randniveaus bis

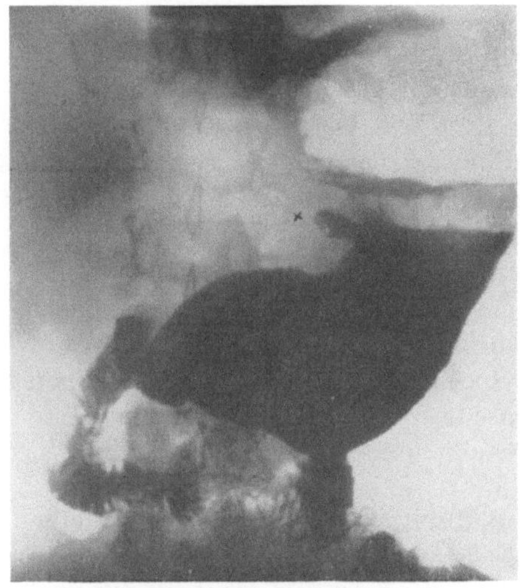

Abb. 37 a. Großes penetrierendes Ulcus an der kleinen Kurvatur (×), später reseziert und operativ bestätigt. (Übersichtsbild.)

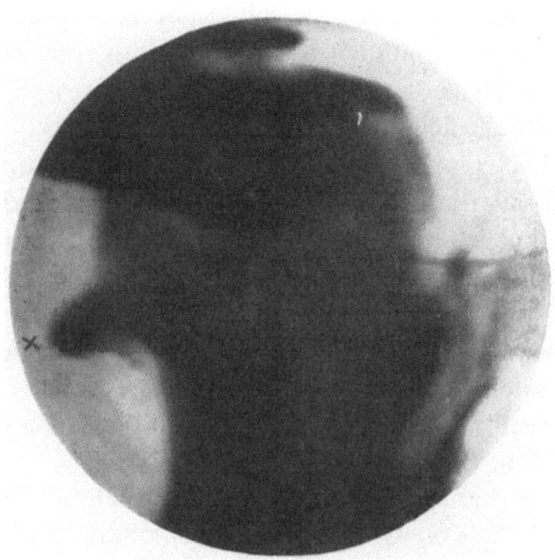

Abb. 37 b. Dasselbe Ulcus (×) im Ausschnitt (normale Nischengröße).

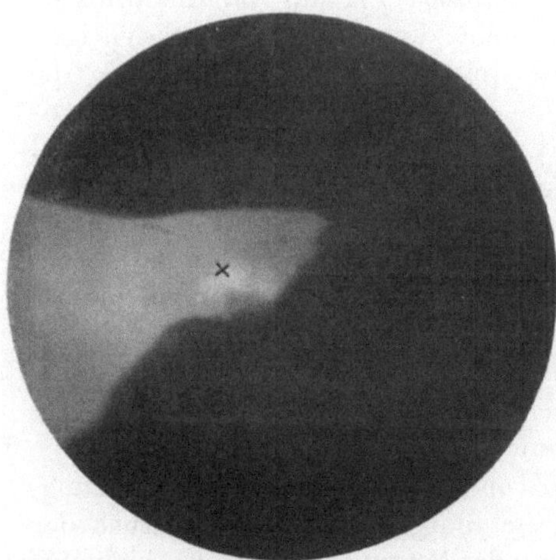

Abb. 38. Gleicher Fall wie Abb. 37 a. Nach 14tägiger Duodenalernährung anstatt der Nische nur noch ganz kleiner Schattenfleck (optimale Projektion für die Nischendarstellung). Gastroskopisch: Ulcusränder verklebt siehe Abb. 36. Röntgenologisch: Kleine Kurvatur verkürzt.

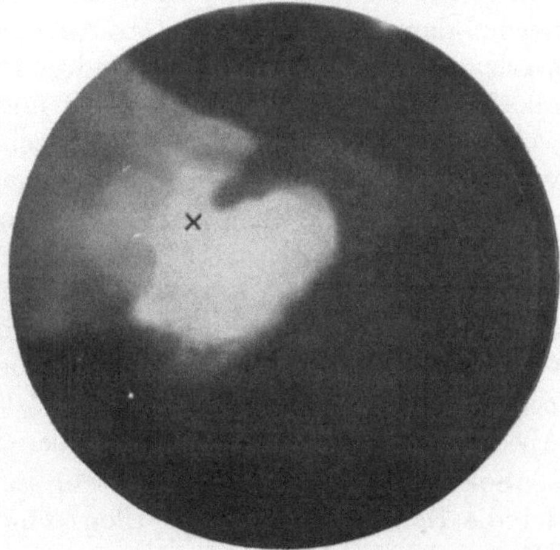

Abb. 39. Gleicher Fall wie Abb. 38. 4 Tage später, unter starken Schmerzen Ulcus wieder geöffnet. Nische (×) wieder darstellbar. Gastroskopisch: Ulcusverklebung gelöst. Offener Gewebsdefekt.

zur völligen Ausfüllung des Ulcustrichters mit diesen fibrinös zelligen Exsudatmassen. Parallel hierzu wird auch die Nische kleiner und schwindet je nach Festigkeit der Trichterfüllung ohne eigentliche Ulcusheilung auch ganz. Mit fortschreitender Gelatinierung des Ulcusfüllsels und Einwanderung von Granulationsgewebe schrumpft der Pfropf und zieht die Ulcusränder aneinander, wobei

6*

die Schleimhaut der Geschwulstumgebung in radiär gestellte Riffelungen und
Wülste formiert wird. Ist endlich der Schluß der Magenwunde nach Wochen
und Monaten vollzogen, dann sieht man in einer noch verdickten und meist
auch geröteten Schleimhaut als Residuen des geschrumpften Füllungspfropfes
eine graue das Oberflächenniveau erreichende oder etwas eingesunkene Sternfigur (Abb. 36), zwischen deren Strahlen die Ulcusränder bürzelförmig einander
genähert sind. Erst nach längerer Zeit wird die geschrumpfte Fibrinmasse
durch festes Bindegewebe ersetzt und der Rest des Defektes, die Sternfigur
mit Epithel bekleidet. Nur im ersten Stadium solcher callöser Geschwüre ist
Ulcus und Nischentiefe einander entsprechend. Während der Trichterfüllung
kann die Nische sich dem Nachweis entziehen, um nach Auswaschung des Füllsels
erneut aufzutreten. Ja, noch im Stadium der Verklebung der Ulcuswände bricht
bei nicht genügender Festigkeit der Füllmasse gegenüber mechanischer Beanspruchung (Peristaltik, grobe Speisen, Körperstreckung) das Geschwür auf
und eröffnet den Defekt dem eindringenden Speisebrei. So sahen wir bei einigen
solcher Mägen nach 14 tägiger Kur die Nische verschwinden und im Laufe
von weiteren 2—4 Tagen an der gleichen Stelle wieder erscheinen (Abb. 37 a,
37 b, 38 und 39).

Ähnliche Beziehungen zwischen Ulcus und Nischenformation zeigen eine
Reihe von Ulcera, die sicher nicht callös sind, frischer als die vorigen erscheinen
und eine bessere Heilungstendenz zeigen. Wie weit diese in die tieferen Magenwandschichten eindringen, vermag ich heute noch nicht zu sagen. Auch sie
zeigen meist einen ziemlich hohen Schwellungsrand, den H. H. Berg zuerst röntgenologisch als ringförmige Schattenaussparung um die Enfacenische
herum darstellen konnte. Gastroskopisch sieht derselbe viel durchsichtiger,
glasiger aus und macht den Eindruck einer rein ödematösen Schwellung, die
oberflächlich glatt und glänzend ist und eine eher blasse als rote Färbung aufweist. Ihrem Ödemcharakter entsprechend sind solche Schwellungen auch viel
vergänglicher. Schon nach wenigen Tagen können sie verschwunden sein und erst
dann ist die wahre Ulcustiefe zu beurteilen. Im Schwellungsstadium wird die Ulcustiefe durch die Nischengröße übertrieben, weil das Ödem das Niveau des Ulcus-
randes überragt und schleimhautbedeckte Teile der Geschwürsumgebung an
der Trichterbildung teilnehmen. So kommt es, daß man bei dieser Art von
Geschwüren eine sehr starke Verkleinerung der Nischen innerhalb kürzester
Zeit nicht etwa als Ausdruck der Defektverkleinerung, sondern einfach infolge
Abschwellung des Randödems erleben kann.

Solche Bilder erinnern schon sehr an die von Forssell gegebene Vorstellung,
der die Randverdickung des Ulcus mit ihrem röntgenologischen Ausdruck der
„Retraktion" (Åkerlund) als eine aktive von der Muscularis mucosae abhängige
Formation der Schleimhautfalten angesehen wissen will. Die Kräfte, die zu
den beschriebenen Bildern führen, lassen sich aus unseren gastroskopischen
Beobachtungen ja nur vermuten, weil wir den Kontraktionszustand der Schleim-
hautmuskelschicht nicht beurteilen können. Die Oberflächenbilder lassen aber
die Zeichen der Zusammendrängung der Schleimhautfalten oft vermissen,
zirkuläre Einkerbungen der Magenschleimhaut (Abb. 40), um das Ulcus herum,
wie sie solchen Zusammenschiebungen der Falten entsprechen könnten, habe
ich gastroskopisch bisher nicht gesehen, während die glasige den Ödemcharakter
verratende Beschaffenheit der Ulcusrandzone immer wieder auffällt. Den das

Faltenrelief bestimmenden Einfluß der Muscularis mucosae (Forssell) beim Ulcus ventriculi glauben wir in einer Konfiguration der Schleimhautfalten erblicken zu dürfen, die geeignet ist, Defekte der Magenschleimhaut vom Lumen des Magens abzudecken. Es handelt sich dabei um sehr hohe dabei aber äußerst schmale kreuz und quer durcheinander liegende Falten mit sehr engen Tälern,

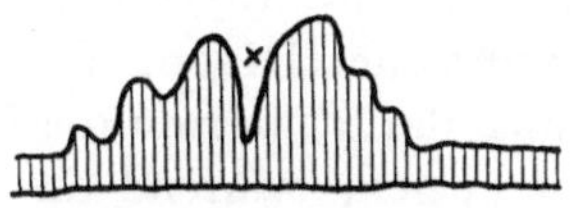

Abb. 40. Faltenzusammendrängung um das Ulcus (×) herum nach Forssell. Magenwand = schraffiert.

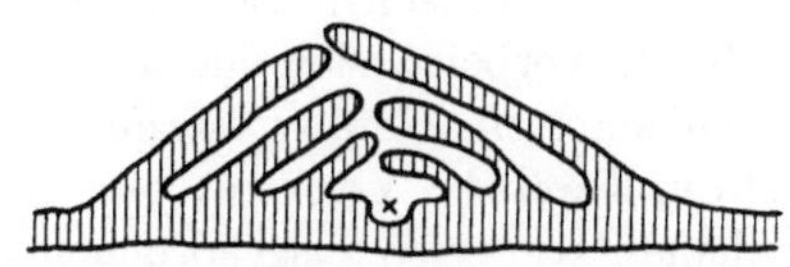

Abb. 41. Pack- oder Deckfalten, ein Ulcus (×) verbergend. Vergleiche Abb. 20 und 21. Magenwand und Schleimhautfalten = schraffiert.

die nicht, wie gewöhnlich zur Gesamtinnenfläche des Magens eine senkrechte, sondern eine schiefwinklige gebogene Richtung haben. Ich möchte diese Falten als Packfalten (Abb. 41) oder Deckfalten bezeichnen, weil sie sich schindelförmig übereinanderschichten und große Schleimhautteile einfach verbergen. Man gewinnt den Eindruck als wolle der Magen sein Ulcus durch Selbsthilfe schützen. Und in der Tat werden auf diese Weise Ulcera in den Faltentälern versteckt, von der Innenfläche des Magens abgeschlossen, so daß sie bei der Gastroskopie leicht übersehen werden können, und gelangen erst zur Oberfläche, wenn der Magen gegen einen erheblichen Widerstand maximal gebläht wird. Auch röntgenologisch gelingt eine Nischendarstellung so verdeckter Geschwüre meist nicht, es sei denn, daß der Magen maximal mit Kontrastspeise gefüllt ist. Und auch dann noch bleiben Nischen verborgen (siehe Abb. 20 und 21), selbst wenn man bei genauer Kenntnis des Ulcusitzes danach besonders sucht. So durch Falten verdeckte Ulcera sind meist nicht an der kleinen Kurvatur lokalisiert,

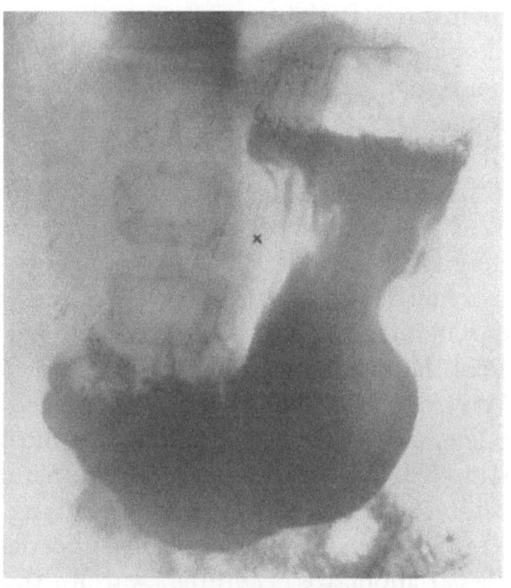

Abb. 42. Kontraktion der Längsfalten an der kleinen Kurvatur (×).

sitzen vielmehr an der Vorder- und Hinterwand und an der großen Kurve, also an den Stellen der Magenschleimhaut, die sich schon normaliter durch ihre starke Fältelungsfähigkeit besonders auszeichnen. An der kleinen Kurvatur, an der die Neigung zur glatten Längsfältelung der Magenstraße vorherrschend ist, verbreitern und erhöhen sich bei Anwesenheit eines frischen Geschwürs auch hier die Falten, aber nur selten so stark, daß die Verbergung des Geschwürs gelingt. Und wenn das bei besonders gut faltbaren kleinen Kurvaturen möglich ist, so kontrahiert sich die gesamte Magenstraße in der Weise, daß das Magenlumen an Breite um die Kontraktionsfalte der kleinen Kurve verliert (Abb. 42). Hierdurch können Nischen der kleinen Kurve zum Verschwinden gebracht werden, wenn auch, wie schon erwähnt, ein solcher Kontraktionsmodus nur selten wahrnehmbar ist. Dies liegt wahrscheinlich an der festeren Anheftung der Schleimhaut der kleinen Kurvatur an ihrer Unterlage (Aschoff und Schule).

Die deutlichen Differenzen im Faltungsverhalten der Magenschleimhaut und ihrer schützenden Bedeckung eines vorhandenen Ulcus geben uns neben der stärkeren mechanischen Beanspruchung der kleinen Kurve durch Zugwirkung und durch vorbeipassierende Ingesta (v. Bergmann, Aschoff) und neben der schlechteren Gefäßversorgung der kleinen Kurvatur (Disse, Reeves, Nather, Berlet, Yatrou) eine weitere Erklärung dafür, warum die Ulcera der kleinen Kurve so ausgesprochen zur Chronizität neigen, während die vielen anderen Geschwüre an den übrigen Magenwandstellen meist glatt ausheilen.

Das Magencarcinom.

Von jeder neuen Magenuntersuchungsmethode erwartet man Fortschritte für die Frühdiagnose des Carcinoms. So auch von der Gastroskopie. Die verschiedenen Forscher, die sich mit der Gastroskopie beschäftigt haben, schätzen den Wert derselben für die Carcinomdiagnostik verschieden hoch ein. Elsner meint, die Patienten kämen schon zu spät zum Arzt, benutzt aber die Gastroskopie gern, um für die Frage der Operabilität die Flächenausdehnung des Krebses beurteilen zu können. Schindler verlangt bei jedem über 35 Jahre alten Magenkranken, dessen Beschwerden sich nach einer exakt durchgeführten Kur nicht bessern, die Gastroskopie zur diagnostischen Klärung und hält bei dieser Einstellung die Frühdiagnose des Krebses für möglich. Korbsch bezweifelt den Wert der frühzeitigen Erkennung des Carcinoms überhaupt, weil selbst früh diagnostizierte kleine Tumoren bei optimaler Behandlung später noch Metastasen machen können, während Hohlweg durch die Gastroskopie einer Reihe von carcinomverdächtigen Achylikern bei negativem gastroskopischen Befund die Probelaparotomie ersparen zu können glaubt. Soviel Köpfe, soviel Meinungen. Wir haben 30 Carcinomfälle gespiegelt. Bei den meisten wurde durch Operation oder Sektion unser Befund kontrolliert. Bei 21 Fällen führte sowohl der gastroskopische, als auch der Röntgenbefund zur richtigen Diagnose. In 6 Fällen zeigte sich die Röntgenuntersuchung überlegen, weil die in Frage stehenden Veränderungen endoskopisch entweder nicht sichtbar wurden oder nicht sicher als carcinomatös erkennbar waren. In 3 Fällen führte der gastroskopische Befund zur richtigen Ablehnung des röntgenologisch geäußerten Carcinomverdachts. In einem Falle von Totalspasmus des Magens verleiteten beide Methoden zur Carcinomdiagnose, die sich operativ als falsch erwies, und in einem weiteren Falle wurde der röntgenologische und endoskopisch geäußerte Carcinomverdacht durch den weiteren klinischen Verlauf widerlegt. In allen anderen Fällen konnte der Krebs röntgenologisch und gastroskopisch klar erkannt werden. Schon aus dieser Zusammenstellung geht hervor, daß das Röntgenverfahren der endoskopischen Krebsdiagnostik überlegen ist, jedoch nur dann, wenn man nicht, wie früher, röntgenologische Konturdiagnostik treibt, sondern auch die Struktur der Schleimhaut beachtet und mittels fein gezielter Aufnahmen fixiert. Auf diese Weise ist es durchaus möglich, schon kleinere Carcinomknoten und Infiltrationen als solche zu erkennen, ohne daß man gezwungen wäre, die Probelaparotomie zur Diagnostik heranzuziehen. Das gilt vor allem für die Krebse des Korpus, des Sinus und des Antrum. Ist es uns doch hierbei gelungen, selbst erbsengroße Schleimhautverdickungen mit Sicherheit röntgenologisch zu erkennen und zu lokalisieren. Anders liegen die Dinge bei Krebsen des Pylorus und der Fornix. Erstere bedingen entweder Pylorusstenosen oder Pylorusinsuffizienzen. Haben sie eine gewisse Größe erreicht, so wird auch hier das Röntgenverfahren durch Feststellung von zapfenförmigen Breifüllungen, Aussparungen, Peristaltikmangel genügend sichere Diagnosen zulassen. Wenn sie aber klein sind, und sekundäre Ektasien und Flüssigkeitsansammlungen die Füllung des Pförtnerteils erschweren, dann kann die Entscheidung, ob ein Carcinom oder andere Wandverdickungen (Gastritis, Perigastritis, Ulcusnarben und anderes) den Grund für die Pylorusstenose abgeben, schwierig oder gar unmöglich sein. Es kommt noch erschwerend hinzu, daß tiefer gehende chronische gastritische Prozesse gerade im Canalis egestorius häufig Abweichungen vom normalen Peristaltiktyp bedingen, starre infiltrierte Wände vortäuschen, Anomalien der Entleerung, ja richtige flache Aussparungen erzeugen können. In solchen röntgenologisch unklar bleibenden Fällen wird die Gastroskopie weiterhelfen können, wird uns Konturveränderungen richtig verstehen lehren und uns für die Bilddeutung der Röntgenbilder wichtig werden. Doch sind auch hier die Möglichkeiten des Magenspiegels nicht unbeschränkt. Gerade die Prozesse in der Pylorusgegend sind, wie ich früher auseinandersetzen konnte, in einem nicht ganz kleinen Prozentsatz der Fälle nicht sichtbar, und wenn sie sichtbar sind, so liegen sie nicht selten wegen der großen Entfernung Optik — Pylorus im Schatten oder im ungünstigen Gesichtswinkel, so daß wir auch gastroskopisch vor einem non plus ultra landen. Ich verspreche mir gerade auch für die Carcinomdiagnostik der Pylorusgegend viel von unserer Probeexcisionsdiagnostik durch das Gastroskop. Die Krebse der Fornixgegend — ich spreche hier nur von den kleineren, einen Schatten im Röntgenbild nicht erzeugenden — sind für die Röntgendiagnostik wohl die ungünstigsten. Das liegt daran, daß die Fornix und das obere Korpus der manuellen oder instrumentellen Kompression wegen ihrer Lage unterhalb der Rippen unzugänglich sind. Die Folge davon ist, daß kleinere Knoten sich im ersten Breibissen verbergen. Auch die Durchleuchtung in Kopftieflage fördert nicht immer die gewünschte Aussparung. Dazu kommt, daß subkardial oder epikardial gelegene Wandinfiltrate schon deswegen schlecht erkennbar sind, weil die Einmündungsstelle der Kardia schon an sich Absätze, Buckelungen des Kontur normaliter zeigt und schon bei den verschiedenen Menschen ungleichartige Konturbilder hervorbringt, zu deren Deutung, ob normal oder pathologisch, eine große Erfahrung gehört, daß ferner peristaltische Phänomene in diesen Magenteilen ihre Unterstützung der Diagnostik versagen. Und schließlich variieren gerade in der Gegend der Kardia Kaskaden und andere Lageanomalien die Standardbilder so erheblich, daß selbst der Geübte Schwierigkeiten in der Deutung dessen, was Aussparung und was Lageanomalie ist, hat. Gerade in solchen Fällen haben wir die Gastroskopie gern als Kontrollmethode herangezogen und durch sie diagnostische Klärungen oder doch wenigstens Bestätigungen des Röntgenbefundes erfahren. Gerade für carcinomatöse Prozesse dieser Gegend halten wir die diagnostische Endoskopie für besonders fruchtbringend, zumal die Operation der Fornix- und Kardiatumoren äußerst schwierig ist, und es wünschenswert erscheint, schon vor der Operation über die Ausdehnung der krebsigen Veränderungen Genaueres zu erfahren.

Auffallenderweise macht die Einführung des Gastroskops bei hochliegenden Magentumoren weniger Schwierigkeiten, als man annehmen sollte. Selbst Kardiatumoren sind oft gut zu übersehen, und ich habe bei solchen, die nicht völlig
stenosieren, fast den Eindruck, als wäre die Gastroskopie der Ösophagoskopie in der Klärung der Kardiakrebse über-legen. Ich bin jedenfalls in vielen Fäl-len mit dem Gastroskop zur Sicht des Carcinoms gekommen, möchte aber An-fängern der Gastroskopie raten, Kardia-krebse als Kontraindikation der Magen-spiegelung zu betrachten, weil Rup-turen des brüchigen Carcinomgewebes in dieser Gegend sehr leicht vorkommen können.

Die Bilder, die man im Endoskop beim Magencarcinom gewinnen kann, übertreffen an Großartigkeit und Far-benpracht die aller anderen Erkrankun-gen. Große knollige, wulstige Bucke-lungen der Magenschleimhaut ohne oder mit flächenhaften Ulcerationen, tiefen Gewebsdefekten, dicken, eitrigen, schleimigen oder nekrotischen Belägen mit leuchtend weißer, gelber, grauer oder grünlicher Farbe, schwarze oder

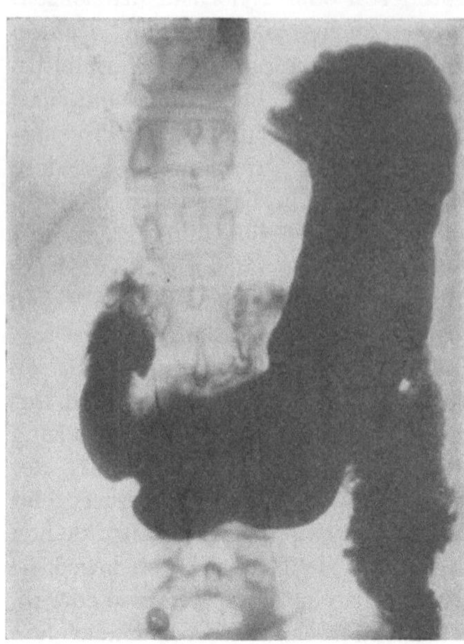

Abb. 43. (Fall 242.) Magenfüllungsbild mit normalen Konturen. Gastroskopisch: 3 Ca-Knoten.

braunschwarze Blutkoagula, kaffeesatzfarbene Schleimseen sind charakteristische Bilder beim Carcinom. Flammende Rötungen, fast graue Verfärbungen mit

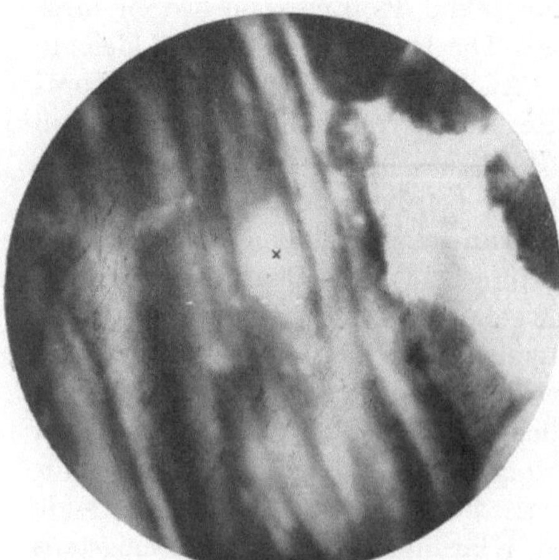

Abb. 44. (Fall 242.) Darstellung eines Ca-Kno-tens im mittleren Korpus (×) bei dosierter Kompression.

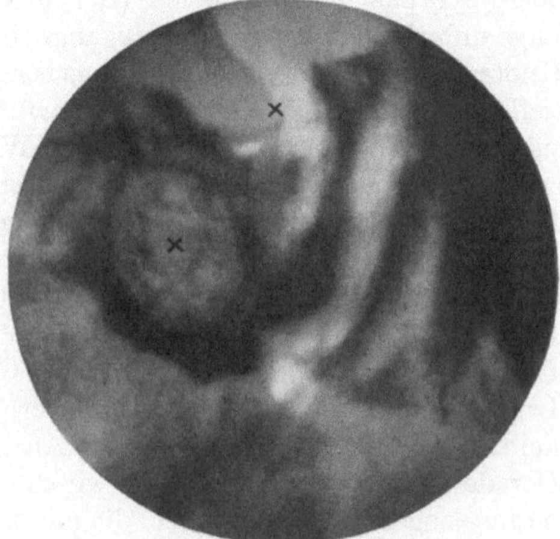

Abb. 45. (Fall 242.) Darstellung zwei weiterer Ca-Knoten im Antrum (×) bei dosierter Kompression.

Tönungen zu Blaurot und Gelbweiß zeichnen die veränderten Schleimhäute
aus. Die Bilder im Schindlerschen Atlas zeigen solche Veränderungen in

seltener Schönheit. Sie sind kaum zu übertreffen. Darum will ich mir Reproduktionen ersparen. Nur ein Beispiel sehr guter Übereinstimmung von gastroskopischem und röntgenologischem Bild sei angeführt.

Fall 242. Krenkel. Klinisch: Seit 1 Jahr zunehmende Magenbeschwerden nach dem Essen mit gelegentlichem Erbrechen. Schlechter Appetit. Gleichzeitig bestehender Diabetes.
Acidität: Inacidität. Milchsäure +. Salzsäuredefizit von 10.
Röntgenologisch: Zwei Aufhellungen vor dem Pylorus, eine kleinere im absteigenden Schenkel der großen Kurve (Abb. 43, 44 u. 45).
Gastroskopie: Im ganzen unteren Korpus und Sinus ist die ganze Schleimhaut dick mit Schleim belegt. Schleimhaut hier überall speckig gerötet und mit blassen, bis hanfkorngroßen Höckern dicht besät. Daneben runde, auch längliche, beetartige und wallartige Erhebungen von 1—2 mm Höhe sichtbar. Überall Peristaltik und Schleimhautfalten. In der Mitte des Korpus, dicht an der großen Kurve der Vorderwand, befindet sich ein runder Tumor von Haselnußgröße, mit weißgelber Farbe und blumenkohlartiger Oberfläche. Das Antrum ist vom übrigen Magen durch zwei breite, hohe, stark gerötete, aber glatte, nicht ausgleichbare, parallel verlaufende Falten abgetrennt. Seine Schleimhaut ist ebenfalls fleckig gerötet, gehöckert. Peristaltik läuft überall ab. Pylorus ist verdeckt durch zwei etwa walnußgroße, an der Vorderwand sitzende Tumoren von höckeriger, gemaserter Oberfläche, die in das Lumen stark vorspringen.

Es handelt sich also um einen Krebs (wahrscheinlich Adenocarcinom) mit metastatischen Knoten im gleichen Magen bei hochgradiger allgemeiner hypertrophischer Gastritis. Solche knotigen, scharf abgegrenzten sind ebenso wie die ulcerösen Bildungen leicht als zum Carcinom gehörig erkennbar. Schwieriger ist es schon, große, aber glattwandige Vorsprünge ausgedehnterer Magenteile endoskopisch zu klären. In den meisten Fällen wird die Schleimhautfarbe den Entscheid erleichtern. Carcinomatöse Wandinfiltrationen sind entweder weißlichgelb oder rot bis blaurot gefärbt. Einfache Eindellungen durch Nachbarorgane oder perigastritische Verwachsungen zeigen normale gelblichrote, gleichmäßige Tönung der Schleimhaut. Gelegentlich aber, wenn gleichzeitig schwere und alte gastritische Prozesse spielen, kann auch die Schleimhautfarbe und -oberfläche geradezu irreführend wirken. Denn auch die Gastritis hypertrophicans zeugt grobe Buckelungen und düsterrote Verfärbungen der Schleimhaut, so daß bei solchen diffus infiltrierenden Magenwanderkrankungen im endoskopischen Bild die Benignität oder Malignität nicht immer mit Sicherheit abgelesen werden kann. Auch röntgenologisch kann, wie der folgende Fall zeigt, die Diagnose zweifelhaft bleiben.

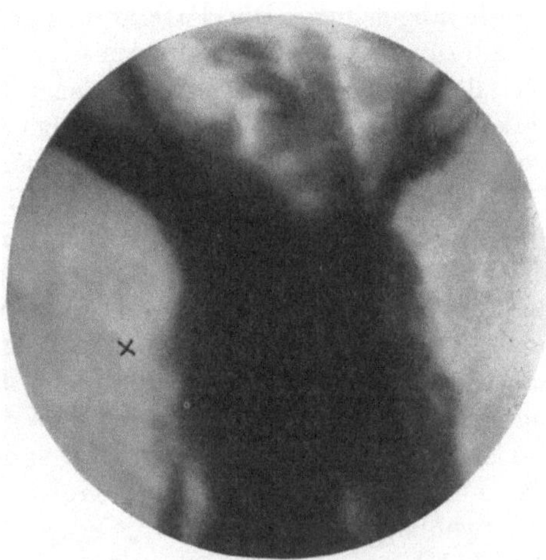

Abb. 46. (Fall 427.) Subkardiale sichelförmige Aussparung mit unregelmäßiger Kontur an der kleinen Kurvatur, auf Ca verdächtig. Kein Carcinom, sondern Magenwandverdickung durch Gastritis chronica.

Fall 427. Klinisch: 1917 Magenblutung, seitdem wechselndes Befinden, unbestimmte Magenbeschwerden. Seit 8 Monaten stärkere Beschwerden. Appetitlosigkeit, täglich Magendrücken nach dem Essen. Gewichtsabnahme. Kein Tumor, okkultes Blut ++.
Acidität: —2/5, —10/2, —10/5, —2/3. Viel Schleim.

Röntgenologisch: Im oberen Korpus und Fornix sehr breite Falten. Unterhalb der Kardia an der kleinen Kurve befindet sich eine konstante, sichelförmige Einbuchtung der Kontur, die auf Tumor verdächtig ist (Abb. 46).

Gastroskopie: Kleiner, rohrartiger Magen. Antrumschleimhaut reizlos. Korpushinterwand und große Kurvatur ebenfalls. An der Vorderwand der kleinen Kurve wulstet sich im oberen Korpus eine stark geschwollene, glatte Schleimhautplatte ins Gesichtsfeld vor. Die Schleimhaut ist hier z. T. dunkelrot, z. T. grauweiß gefärbt, hat viele zackige, große, graugrünlich belegte, z. T. blutende Oberflächendefekte und ist stark aufgerauht. Fornixschleimhaut scheckig grauweißlich verfärbt, buckelt sich an der Hinterwand ins Magenlumen vor, hat einen dicken Schleimbelag und viele rissige, furchige, oberflächliche Epitheldefekte.

Weder nach dem röntgenologischen, noch gastroskopischen Bild ließ sich ein Carcinom mit Sicherheit ausschließen. Die vorgeschlagene Probelaparotomie wurde abgelehnt. Die Patientin blühte unter der eingeschlagenen Therapie geradezu auf, nahm in 2 Monaten 8 kg an Gewicht zu, so daß nach diesem Verlauf das Bestehen eines Carcinoms höchst unwahrscheinlich, wenn auch nicht ausgeschlossen ist. Das sind die Fälle, bei denen wir glauben, mit der Probeexcision zur frühen vollen Klarheit zu gelangen.

Unsere Erfahrungen bezüglich der Diagnose des Magencarcinoms gehen also dahin: Das Röntgenverfahren und die Gastroskopie haben sich zu ergänzen. Im allgemeinen ist die röntgenologische Schleimhautdiagnostik zur Klärung von Korpus, Sinus und Antruminfiltrationen ausreichend. Bei Pylorus und Fornixtumoren führt sie häufig nicht zum Ziel. Die Gastroskopie kann hierbei weiter helfen. In einer Reihe von Fällen wird auch sie versagen, so lange man nicht die reine Oberflächensicht durch eine Oberflächenhistologie (Probeexcision) zu ergänzen vermag. Die endoskopische Betrachtung kann weiterhin die Flächenausdehnung eines Krebses besser zur Kenntnis bringen als die Röntgendiagnostik, was für die Frage der Operabilität wichtig sein kann. Was die Frühdiagnose des Magencarcinoms angeht, so sind die Befürchtungen Elsners gewiß von ausschlaggebender Bedeutung. Doch wird, wie wir annehmen, mit wachsender Verbreitung der Gastroskopie und mit dem Schwinden des Odiums ihrer großen Gefährlichkeit bei Ärzten und Laien der Wunsch zur frühzeitigen gastroskopischen Klärung unbestimmter Magenbeschwerden immer lebhafter werden. Auch die Verbreitung der Kenntnis von den großen Vorzügen der röntgenologischen Schleimhautdiagnostik wird in dem Sinne wirken, daß die Patienten frühzeitiger als bisher sich an einen auf diesem Gebiete erfahrenen Arzt wenden. Vor allem aber wird mit der Vervollkommnung der Röntgendiagnostik vermieden werden, daß die Patienten mit einer ungenügenden, negativ ausgefallenen röntgenologischen Untersuchung beruhigt und hingetröstet werden, bis ihr Carcinom inoperabel geworden ist. So ist zu erwarten, daß bei größerem Vertrauen zu unseren diagnostischen Verfahren, der Röntgendiagnostik und der Gastroskopie, die Kranken früher zum Arzt gehen werden. Damit müssen die Aussichten für die Operabilität der Magenkrebse steigen. Damit ist aber noch keine Frühdiagnostik des Carcinoms geschaffen. Denn es gibt Carcinome, die bei noch so kleinem Primärtumor eine ungeheure Tendenz zur Metastasierung haben. Sie wird man auch mit den besten optischen Methoden nicht früh genug erkennen können. Andere Carcinome hingegen bleiben trotz großer lokaler Geschwülste auf ihren Stammsitz beschränkt. Das sind die Krebse, die man früher als bisher der Operation zuführen kann, so daß die Heilungsaussichten besser werden. Ideal wird also die Carcinom-Frühdiagnostik auch mit Hilfe der Gastroskopie nie werden. Für einen Teil der Fälle aber hat die Endoskopie zusammen mit einer guten Röntgendiagnostik die Aussicht, eine relativ frühe Carcinomdiagnose zu stellen (Rachet). Ebenso wird es möglich sein, einer Reihe von Kranken die diagnostische Baucheröffnung zu ersparen (Hohlweg), wenn der endoskopische Befund bei guter Magenübersicht absolut negativ ist.

Die gutartigen Magengeschwülste.

Die gutartigen Geschwülste des Magens haben klinisch diagnostisch bisher kein großes Interesse gehabt. Doch sind sie nicht so selten, wie man früher glaubte. Wir haben neun solcher Tumoren gesehen. Wir kennen Polypen, Papillome, Myome und Fibrome. Am häufigsten scheinen Polypen zu sein. Wegen ihrer Neigung zum gehäuften Auftreten werden sie auch am häufigsten pathologische Erscheinungen machen. Singuläre Geschwülste stören nur dann, wenn sie eine abnorme Größe erreichen oder wenn sie in der Nähe der Kardia oder des Pylorus sitzen und durch Einklemmung in die Ostien oder durch Reizerscheinungen der Schleimhaut Passagestörungen der Ingesta bedingen. Myome und Fibrome zu unterscheiden ist gastroskopisch unmöglich. Sie stellen glattwandige, harte, meist runde Tumoren dar und tragen eine reizlose Schleimhautdecke. Polypen sind viel biegsamer, von weicherer Konsistenz mit reizloser oder gastritisch veränderter auch leicht blutender Oberfläche. Sie hängen meist ins Magenlumen weit herein. Einen besonders eindrucksvollen Fall habe ich an anderer Stelle beschrieben. Die Diagnose kleinerer singulärer Polypen ist nur mit dem Gastroskop möglich, weil so weiche Gebilde im Röntgenschleimhautbild bei der Kompression keine Schattenaussparung erzeugen. Die härteren Fibrome und Myome hingegen sieht man auch röntgenologisch als erbsen- bis walnußgroße Aussparungen im Schleimhautschatten meist gut. Bei den kleineren scheint mir die Gastroskopie und die Röntgenschleimhautdiagnostik sogar der Operation überlegen zu sein. Wir sahen zwei Fälle, bei denen ein erbsengroßer Knoten kurz vor dem Pylorus gastroskopisch und röntgenologisch an gleicher Stelle lokalisiert werden konnte, klinisch Erscheinungen von Pylorusstenose machte, bei der Laparotomie durch Betastung der Magenaußenwand aber nicht zu fühlen war. So ist es notwendig, in solchen Fällen den Operateur zur Eröffnung des Magens zu veranlassen, da mir der positive gastroskopische und röntgenologische Befund die größere Gewähr für die Richtigkeit der Diagnose zu bieten scheint als ein negativer palpatorischer Befund bei eröffneten Bauchdecken. In allen unseren Fällen von gutartigen Magentumoren fanden wir, wie auch die Mehrzahl früherer Beobachter, eine Störung der Magensekretion im Sinne einer Inacidität oder Achylia gastrica (Ledderhose, Bray, Gaßmann, Schindler, Rosenbach und Disqué). Es ist das insofern auffallend, als gastritische Schleimhautveränderungen vielfach fehlen. Da die Achylia gastrica aber offenbar zum Krankheitsbild der benignen Magentumoren gehört, so wird man sowohl die Entstehung der Geschwülste, als auch die Sekretionsstörung auf den gleichen Nenner bringen können, wenn man beide als verschiedene Ausdrucksformen von Fehlbildungen der Magenschleimhaut auffaßt (Ribbert, Martius).

Wertung der klinischen Magensymptome.

Nachdem wir die Ergebnisse der wichtigsten Magenkrankheiten auf Grund unseres großen Krankenbestandes, den wir klinisch, röntgenologisch und gastroskopisch genau beobachten konnten, dargelegt haben, ist es von Interesse, bei höchster Kultur der Magendiagnostik, sich über die Wertigkeit einiger bisher besonders wichtiger Symptome klar zu werden und damit, wie ich hoffe, vor allen denen zu helfen, die nicht in der Lage sind, das ganze, große Übung erheischende Rüstzeug moderner Magendiagnostik jederzeit zur Klärung der Diagnosen in Anwendung zu bringen. Es kann dabei im Rahmen dieser Arbeit nicht erwartet werden, daß ich die ganze Symptomatologie durchspreche. Nur diagnostisch besonders schwerwiegende Symptome sollen behandelt werden.

Die manifeste Magenblutung. Die Magenblutung gilt in der Symptomatologie der Magenkrankheiten, wenn man von den Blutungen bei anderen Erkrankungen (Stauungen, Infekten, Intoxikationen) absieht, als eine wichtige Begleiterscheinung des Ulcus und des Carcinoms. Wenn es auch keineswegs unbekannt war, daß auch aus intakter Schleimhaut große Blutungen erfolgen können, und daß auch einmal gastritische Prozesse Anlaß zu Blutverlusten geben können, so hat man doch ernstlich mit solchen seltenen Vorkommnissen kaum gerechnet. Es ist das Verdienst von Konjetzny und Korbsch, auf die Möglichkeit großer Blutungen beim Vorhandensein von chronischen Gastritiden erneut hingewiesen zu haben, und wir möchten daneben auf die bekannte Tatsache aufmerksam machen, daß es röntgenologisch häufig die größten Schwierigkeiten macht, nach größeren Magenblutungen Nischenulcera nachzuweisen. H. H. Berg hat dieses eigenartige Versteckenspielen blutender Magengeschwüre mit dem Abschwellen des Ulcuswalles infolge des Aderlasses aus dem Ulcus zu erklären versucht. Ich habe jedoch schon, bevor ich gastroskopierte, die Erfahrung gemacht, daß auch späterhin nach Stehen der Magenblutung Ulcusnischen vielfach nicht zu finden sind. Man müßte also, soll die Aderlaßerklärung befriedigen, schon annehmen, daß solche Ulcera auch späterhin jeden Schwellungsring vermissen lassen oder daß ihre Heilungsgeschwindigkeit besonders groß ist. Nun hat sich bei unseren gastroskopischen Untersuchungen gezeigt, daß nach großen Magenblutungen in den Fällen, in denen röntgenologisch der Geschwürssitz nicht feststellbar war, auch gastroskopisch ein Ulcus häufig nicht aufzufinden war. Dagegen bestanden in allen solchen Mägen mehr oder weniger hochgradige gastritische Veränderungen mit Rissen, Furchen oder anderen Oberflächendefekten. Wenn auch der negative Ulcusbefund im endoskopischen Bild noch kein Beweis für das Fehlen eines Geschwürs ist, so dürfte doch der Häufigkeit eines solchen Befundes eine gewisse Bedeutung zukommen, wenn der Magen gastroskopisch gut zu übersehen ist. Und nur solche Fälle sollen hier gerechnet werden. Von 12 Fällen mit Hämatemesis fand sich nur dreimal eine Ulcusnische, in den anderen Fällen konnte auch endoskopisch ein Ulcus nicht festgestellt werden; anstatt dessen aber war eine hochgradige Gastritis vorhanden. Bei der geringen Zahl von Beobachtungen kann es ein Zufall sein, daß unser Material frei von nur gastroskopisch erkennbaren Geschwürsprozessen war. Immerhin scheint die abundante Magenblutung aus gastritisch veränderten Magenschleimhäuten keine Seltenheit zu sein und den Blutungen aus Geschwüren und Carcinomen an Häufigkeit nicht nachzustehen. Dabei ist weiterhin auffallend, daß solche Kranke Magenbeschwerden, die auf eine chronische Gastritis hinweisen, vor ihrer Blutung häufig nicht haben und auch nach Stehen der Blutung nicht bekommen, so daß wir aus der Anamnese und dem klinischen Verlauf vielfach gar keine Anhaltspunkte für das Bestehen einer Gastritis gewinnen können. Trotzdem ist eine solche vorhanden, und nach unserem Dafürhalten auch Grund für die Magenblutung. Aus solchen Beobachtungen darf der Schluß abgeleitet werden, daß man bei großen Magenblutungen außer an Carcinom und Ulcus auch besonders an die Gastritis als auslösenden Faktor zu denken hat, zumal dann, wenn röntgenologisch kein Anhalt für das Vorhandensein von krebsigen oder geschwürigen Veränderungen der Magenschleimhaut zu gewinnen ist.

Die okkulte Blutung. Auch die okkulte Blutung spielt in der Ulcus- und Carcinomdiagnose eine hervorragende Rolle. Boas hat dem Vorkommen okkulter Blutungen und ihrer diagnostischen Auswertung besonderes Interesse entgegengebracht, und noch heute gelten die von ihm aufgestellten Wertungsregeln zu Recht, wenn er die dauernde, immer wieder nachweisbare okkulte Blutung für ein wichtiges Carcinomsymptom und die bei Behandlung verschwindende Blutung für ein Ulcussymptom hält. Die vielen Nachuntersuchungen vor allem von chirurgischer Seite haben die Richtigkeit seiner Ansicht bestätigt. Unsere gastroskopischen Erfahrungen ebenso wie die Schindlers, Korbschs, und Hohlwegs lassen jedoch jene Schlußfolgerungen als zu eng erscheinen. Ebenso wie wir sahen, daß profuse Blutungen aus entzündlichen Schleimhäuten offenbar nicht selten sind, kennen wir die große Blutungsbereitschaft der gastritisch geschädigten Epitheldecke bei Berührungen mit dem Gastroskop. Es kommt hierbei nicht zu langanhaltenden Blutungen, aber doch zu Blutaustritten, die eine vorübergehende positive Benzidinreaktion hervorbringen können, wie wir uns des häufigeren überzeugen konnten. Auch fanden wir bei Gastritiden wiederholt eine positive Benzidinreaktion im Stuhl, die in Intermissionen kam und schwand, von ganz kurzer Dauer war und niemals längere Zeit hintereinander bestand, wenn nicht gerade ein Teerstuhl eine größere Blutung anzeigte. Wir sind deshalb geneigt, die gelegentlich gefundene und immer schnell wiederverschwindende okkulte Blutung als ein gewisses Kriterium für das Bestehen einer Gastritis anzusehen, vorausgesetzt, daß Blutungen aus anderen Teilen des Digestionsrohres ausgeschlossen werden können. Meist sind diese Blutungen schwach, so daß die Benzidinreaktion bei allen hier nicht näher zu erörternden Kautelen nicht sehr kräftig ausfällt. Finden wir dagegen über längere Zeit kontinuierlich eine sehr ausgesprochene positive Blutreaktion im Stuhl, die nach Einleitung einer diätetischen Ruhebehandlung allmählich schwindet, so ist auch nach unseren Erfahrungen das Vorhandensein eines blutenden Ulcus naheliegend. Dabei muß jedoch ausdrücklich darauf hingewiesen werden, daß das Fehlen okkulten Blutes in keinem Falle etwa gegen das Bestehen eines floriden Geschwürs einnehmen darf. Vielmehr scheinen die weitaus größte Anzahl der noch nicht vernarbten Geschwüre überhaupt ohne Blutungen zu verlaufen. Besonders wertvoll aber ist der Nachweis von Blutspuren im Stuhl beim Magencarcinom. Boas Ansicht, daß eine über längere Zeit bestehende positive Benzidinreaktion, die auf Ruhe und Diätbehandlung unbeeinflußt bleibt, mit großer Wahrscheinlichkeit für einen Magenkrebs spricht, können wir unbedingt beistimmen. Jedoch darf man sich beim Schwinden einer okkulten Blutung nicht mit der Annahme einer benignen Erkrankung beruhigen. Wir sahen einen Kranken, der erst profus, dann okkult blutete, schließlich nach Stehen der Blutung aufblühte und völlig beschwerdefrei und arbeitsfähig wurde, bis schließlich eine 1 Jahr später ausgeführte Operation ein Fornixcarcinom zum Vorschein brachte. So stehen wir auf dem Standpunkt, daß eine Blutung, auch eine okkulte stets ein mahnendes Symptom darstellt und nicht leichthin auf eine benigne Erkrankung bezogen werden darf, zumal dann nicht, wenn man den Grund nicht z. B. durch Auffinden einer Nische eruieren kann. Wer dazu in der Lage ist, sollte nach jeder irgendwie deutlicheren Magenblutung die Einschau in den Magen nicht unterlassen. Die Frühdiagnose des Magenkrebses kann bei solchem Vorgehen nur gefördert werden. Unsere Stellungnahme zur echten Frühdiagnose des Magenkrebses haben wir im Abschnitt „Carcinom" dargelegt. Weil sie nicht mit optischen Methoden gelingen kann, haben wir noch keinen Grund zur Resignation. Mit Vervollkommnung unserer Diagnostik bin ich gewiß, daß wir mehr Krebse als bisher frühzeitig genug der einzig möglichen operativen Therapie zuführen werden. Um das zu erreichen aber werden wir zwar mit Boas die längerdauernde okkulte Blutung als ein wichtiges Verdachtsmoment für das Bestehen eines Magenkrebses werten, die negative Benzidinreaktion aber nicht, wie Anschütz und Baumann es wollen, als Ausschließungssymptom betrachten. Denn je frühzeitiger wir einen Magenkrebs erkennen werden, um so öfter wird die okkulte Blutung vermißt werden. So wäre es falsch, auf sie zu warten, wollen wir Carcinome, die noch für eine Frühoperation geeignet sind, erkennen.

Acidität und Magenschleimhaut. Die gute Erkennungsmöglichkeit von Schleimhautoberflächenveränderungen durch das Gastroskop und die Beurteilungsmöglichkeit der Ausdehnung krankhafter Prozesse auf der Magenschleimhaut legt den Gedanken nahe, mit dieser Methode einen Einblick in die noch heute wenig geklärten Vorgänge der Säuresekretion und ihre Beziehungen zur Art und Lokalisation der Schleimhauterkrankung zu gewinnen. Korbsch hat denn auch als einziger von denen, die große gastroskopische Erfahrung haben, darauf hingewiesen, daß er für die auf Boas zurückgehenden Formen der Gastritis acida und subacida auch bestimmte gastroskopisch unterscheidbare Manifestationen der krankhaften Prozesse auffinden konnte. Mit dem besonderen Hinweis, daß die Gastritis stets eine die ganze Magenschleimhaut ergreifende Erkrankung darstellt, hat er doch bei den subaciden Sommergastritiden hauptsächlich Korpus und Fundusveränderungen, bei den peraciden Wintergastritiden vornehmlich Antrumerkrankungen gefunden. Ich habe mich ernstlich bemüht, in unserem Material ähnliche Beziehungen zu entdecken, bin aber mit meinen Beobachtungen weniger glücklich als Korbsch gewesen. Sicher gibt es Antrumgastritiden mit Peracidität und Fornixgastritiden mit Subacidität, aber von einer Regel solcher Zusammenhänge kann unseres Erachtens kaum eine Rede sein. Bei einer groben Durchsicht meines Materials hat sich gefunden, daß eine Abhängigkeit der Säureverhältnisse (nach der Methode der fraktionierten Ausheberung nach Katsch und Kalk) von der örtlichen Lage des Krankheitsherdes nicht besteht. Nur bei den direkt am Pylorus lokalisierten frischeren Erkrankungen und vor allem bei röntgenologisch erkennbaren juxtapylorischen Prozessen ist eine deutliche Neigung des Magensaftes zur Aciditätssteigerung entsprechend dem pylorischen Syndrom Soupaulds gewöhnlich unverkennbar. Ausnahmen sind uns aber auch hierbei bekannt, so daß das Fehlen einer Aciditätssteigerung nicht gegen die Annahme eines pylorischen oder parapylorischen Krankheitsherdes einnehmen darf. Die Höhe der Magensaftacidität hängt ebensosehr von motorischen Faktoren (Pylorusfunktion, Magenentleerung) wie von der Funktion der sezernierenden Oberfläche ab. Die Funktion der Magendrüsen aber ist offenbar die Resultante der anatomischen Beschaffenheit der Drüsenzellen selbst und eines für uns noch nicht sicher faßbaren nervösen Moments, also von beiden einzeln und zusammen beeinflußbar. Es ist somit auch gar nicht zu erwarten, daß einer von diesen Faktoren allein den Sekretionsmodus bestimmt, es sei denn, daß alle in Frage kommenden Zellen gleichmäßig bis zum physischen Unvermögen geschädigt sind. Das ist aber selbst bei sehr ausgedehnten Gastritiden nur höchst selten der Fall. So haben wir bei ausgesprochenen Korpus- und Fornixkatarrhen Peraciditäten, bei Antrumprozessen Inaciditäten und bei fehlenden Oberflächenveränderungen der Magenschleimhaut Per- und Subaciditäten gefunden. Achylia gastrica findet sich bei perniziösen Anämien, wie schon die klinische Erfahrung lehrt, nahezu konstant. Ganz unabhängig davon haben solche Kranke teils völlig atrophische, teils oberflächenanatomisch völlig gesunde Magenschleimhäute, so daß die Drüsenfunktion trotz anatomischer Unversehrtheit durch andere Noxen geschädigt sein muß. Weiterhin muß darauf hingewiesen werden, daß bei den verhältnismäßig seltenen atrophischen Gastritiden, bei denen man gastroskopisch atrophische, graugrünlich verfärbte und leicht eingesunkene Schleimhautareale findet, gewöhnlich eine völlige Inacidität besteht, selbst dann, wenn die atrophischen Bezirke nur einen ganz kleinen Teil der Gesamtschleimhaut einnehmen, die übrige Schleimhaut aber völlig normal erscheint. Wenn überhaupt Beziehungen zwischen der Acidität des Magensaftes und organischen Veränderungen der Schleimhaut des Magens sich zu erkennen geben, so ist es vor allem die Art der Veränderungen, die Einfluß auf die Saftsekretion zu haben scheint. So neigen die reinen atrophischen Katarrhe, wie erwähnt, zur Sub- und Inacidität, die hypertrophischen und auch besonders die mit ulcerösen und erosiven Veränderungen komplizierten hypertrophischen Gastritiden zur Peracidität, während die leichtesten mukösen Oberflächenkatarrhe bezüglich ihrer Acidität etwa in der Mitte stehen. Doch gibt es von dieser Neigung zahlreiche Ausnahmen, so daß es ein heikles Unternehmen bedeutet, von einer Regel zu sprechen. So stehen wir auch heute noch auf dem Stande des Wissens, der den grundlegenden Untersuchungen von Martius und Lubarsch zu entnehmen ist, und müssen feststellen, daß auch nach vergleichenden gastroskopischen und Aciditätsuntersuchungen, also nach Befunden, wie sie die modernsten Methoden der Magenuntersuchung zu fördern imstande sind, die Funktion der Magendrüsen weitgehend unabhängig von der anatomischen Beschaffenheit der Magenschleimhaut ist.

Der Magenschmerz. Die subjektive Hauptklage beim Ulcus ist der Früh-, der Spät- und der Nüchternschmerz. Man hat den Zeitpunkt der Schmerzentstehung vor allem mit dem Sitz des Geschwürs in Verbindung gebracht, insofern als die Korpusgeschwüre mehr zum Früh-, die in der Nähe des Pylorus lokalisierten Ulcera mehr zum Spät- und Nüchternschmerz führen. Auch die gastroskopischen Erfahrungen lehren die zeitliche Abhängigkeit des Schmerzes von der Lokalisation des Krankheitsherdes. Abweichungen vom gewöhnlichen Verhalten sind aber durchaus nicht selten. Mit einer gewissen Konstanz pflegt der Nüchternschmerz den peripylorischen Sitz der Erkrankung anzuzeigen. Aber weder der Früh-, noch auch der Nüchternschmerz sind eigentliche Ulcusschmerzen, sondern treten, wie letzthin Knud Faber gezeigt hat, synchrom mit Kontraktionen der Magenwand auf und sind andererseits, wie Katsch entgegnen konnte, häufig mit sekretorischen Phänomenen vergesellschaftet. Palmer hat beim Ulcus durch Instillation hoher Salzsäurekonzentrationen mit so großer Regelmäßigkeit Schmerzen erzeugen können, daß er auf diese Befunde eine diagnostische Methode aufbaute. Demgegenüber konnte v. Bergmann bei Berieselung des Geschwürs mit Salzsäure und Cobet und Gutzeit bei Verabreichung sauren Bariumbreies keine Schmerzen zur Auslösung bringen. So scheinen uns die Bedingungen des Zusammenwirkens von sekretorischen und motorischen Phänomenen für die Entstehung des Schmerzes noch nicht erkannt zu sein. Sicher können reine Muskelkontraktionen mit Schmerzen einhergehen. So konnte v. Bergmann bei Kontraktion des Pylorusschließmuskels um einen Kohlstrunk einen heftigen Schmerz beobachten, wir bei der Gastroskopie Schmerzen zur Auslösung bringen, wenn sich ein vorher schlaffer Musculus sphincter antri plötzlich während der Sicht seilartig kontrahierte und das Magenlumen verengte. Ebenso wie in einem von Schindler beschriebenen Falle gaben auch unsere Patienten an, daß dieser Schmerz genau ihrem Spontanschmerz gleiche, den sie nach den Mahlzeiten empfänden. Er hielt auch an, nachdem die blähende Luft durch ein Ventil im Gastroskop herausgelassen war, so daß es sich nicht um einen Dehnungsschmerz (v. Bergmann), sondern um einen Muskelkontraktionsschmerz (v. Bergmann, L. R. Müller) gehandelt haben muß. Alle die erwähnten, zeitlich differenten Schmerzen sind nun keineswegs für das Ulcus allein charakteristisch, und es ist ein Verdienst der Gastroskopie, die Kenntnis vermittelt zu haben, daß auch bei reinen Gastritiden ohne Ulcerationen der Schleimhaut genau die gleichen Schmerzen wie beim Ulcus auftreten können. Damit sind wir um ein wichtiges Ulcussymptom ärmer, was um so schwerer empfunden werden muß, als auch das Kommen und Gehen der Schmerzen in Perioden, wie schon Knud Faber betont hat, nicht allein für das Ulcus, sondern ebenso auch für die chronische Gastritis charakteristisch ist. Vermag der Schmerz uns wenigstens diagnostisch auf das Organ oder die Gegend der Erkrankung hinzuleiten, so gestattet das Fehlen desselben noch nicht, eine Magenschleimhautveränderung auszuschließen. Für die Gastritis hat Knud Faber schon eine Verlaufsart beschrieben, die anstatt mit Magenbeschwerden einherzugehen, eine Reihe von Symptomen aufweist, die man wie den Kopfschmerz, Schwindelgefühle, nervöse Übererregbarkeit, viel eher auf Alterationen des Nervensystems beziehen würde, als sie von Magenstörungen abzuleiten. Wir haben das Vorkommen dieses nervösen Symptomenkomplexes bei chronischen Gastritiden schon 1926 auf Grund gastroskopischer Untersuchungen bestätigen können. Schon hieraus geht hervor, daß die Heftigkeit der Magenbeschwerden kein Maß für die Schwere der Schleimhautveränderungen abgibt. Und zwar gilt das nicht nur für die chronische Gastritis, sondern in gleichem Maße auch für das Ulcus ventriculi. Auf Unterschiede in der Intensität der Ulcusbeschwerden bei bäuerlicher und urbaner Bevölkerung hat v. Redwitz hingewiesen, und auch wir haben bei gleichen organischen Veränderungen der Magenschleimhaut große Differenzen in der subjektiven Empfindung der einzelnen Menschen, dem eigentlichen Leiden, erlebt. Man findet bei großen Nischenulcera teils heftigste Magenschmerzen, teils überhaupt keine Beschwerden, die auf eine Magenerkrankung hindeuten und auch bei genauer Anamnese offenbaren sich entweder gar keine oder ganz unbeachtet gebliebene Symptome, so daß die Möglichkeit, gerade in einer schmerzfreien Periode zu untersuchen, ausgeschlossen werden kann. Wenn man nun noch die gastroskopischen Befunde hinzufügt, so scheinen sich die Beziehungen zwischen organischer Erkrankung und Beschwerde immer mehr zu verwischen. Denn häufig fanden wir, durch eine Anämie oder eine Blutung geleitet oder rein zufällig den Magen gastroskopisch untersuchend, hochgradige Gastritiden oder Ulcera, ohne daß im Beschwerdekomplex auch nur die geringsten Anhaltspunkte für das Bestehen einer Magenerkrankung auffindbar waren. Das Erstaunen solcher Menschen ist groß, wenn sie hören, daß das Organ, das sie für absolut gesund gehalten haben, erkrankt ist. Umgekehrt können, wie wir ebenfalls endoskopisch nachweisen konnten, die kleinsten Epitheldefekte der Magenschleimhaut und ganz geringgradige, auf kleine Teile der Schleimhaut lokalisierte gastritische Veränderungen mit den heftigsten und quälendsten Magenbeschwerden einhergehen. So ist das eigentliche Leiden unserer Kranken, der Komplex der Empfindungen, ganz unabhängig von der Großartigkeit der organischen Veränderungen, und ein Schluß von der Stärke der Beschwerden auf die Intensität und Extensität der organischen Erkrankung würde zu ganz falschen Vorstellungen führen. Jedem beobachtenden Arzt sind solche Erscheinungen nicht neu. Sie besonders beachtet und verwertet zu haben, ist das Verdienst allgemein-medizinisch geschulter Psychologen und Neurologen (Heyer, v. Weizsäcker). Jeder aber kennt die ganz verschieden heftigen Schmerzempfindungen unserer Kranken bei den banalsten Eingriffen (Blutentnahme). Wer selbst solche Eingriffe an sich selbst vorgenommen hat, weiß, daß man wohl den Ausdruck der Beschwerde unterdrücken kann, die Empfindung selbst aber nicht. Die Analogien zu Erkrankungen der Magenschleimhaut haben wir mit Sicherheit feststellen können. Noch sind die Beziehungen von organischer Erkrankung und Beschwerde völlig dunkel. Wir können nur das eine schließen: Nicht die organische Erkrankung der Magenschleimhaut allein, sei es beim Ulcus, sei es bei der Gastritis, ist maßgebend für die Schwere des Leidens. Das nervöse Bindeglied zwischen Organ und Zentralorgan ist mit von ausschlaggebender Bedeutung. Ob die Schmerzperzeption, ob die Empfindungsschwelle, ob die Schmerzleitung, ob Umschaltmechanismen oder Bahnungen der Nervenleitung bei den verschiedenen Individuen Differenzen aufweisen, muß bislang noch unentschieden bleiben, bis weitere Forschungen uns festgefügte Vorstellungen zu übermitteln in der Lage sind.

Pathologische Anatomie und Histologie des Verdauungsschlauchs.
⟨„Handbuch der speziellen pathologischen Anatomie und Histologie", herausgegeben von **F. Henke**-Breslau und **O. Lubarsch**-Berlin, 4. Band.⟩
Erster Teil: Rachen und Tonsillen. Speiseröhre. Magen und Darm. Bauchfell. Mit 377 zum großen Teil farbigen Abbildungen. XIV, 1127 Seiten. 1926. RM 156.—; gebunden RM 159.—
Zweiter Teil: Mit 682 Abbildungen. X, 1226 Seiten. 1928.
RM 194.—; gebunden RM 198.—
Dritter Teil: Mit 488 zum großen Teil farbigen Abbildungen. XI, 1076 Seiten. 1929.
RM 194.—; gebunden RM 198.—
Jeder Band des Handbuches ist einzeln käuflich, jedoch verpflichtet die Abnahme eines Teiles eines Bandes zum Kauf des ganzen Bandes.

Normale und pathologische Physiologie der Verdauung und des Verdauungsapparates.
⟨„Handbuch der normalen und pathologischen Physiologie", herausgegeben von A. Bethe-Frankfurt a. M., G. v. Bergmann-Berlin, G. Embden-Frankfurt a. M., A. Ellinger†-Frankfurt a. M., 3. Band.⟩ Mit 292 Abbildungen. XIII, 1489 Seiten. 1927. RM 120.—; gebunden RM 127.50

Die äußere Sekretion der Verdauungsdrüsen. Von B. P. Babkin,
Dr. med. ⟨St. Petersburg⟩, D. sc. ⟨London⟩, Professor der Physiologie an der Dalhousie Universität Halifax N. S. ⟨Canada⟩. Zweite, vollständig neubearbeitete und vermehrte Auflage. ⟨Bildet Band 15 der „Monographien aus dem Gesamtgebiet der Physiologie der Pflanzen und der Tiere".⟩ Mit 145 Abbildungen. XIII, 886 Seiten. 1928.
RM 68.—; gebunden RM 69.80

Erkrankungen der Verdauungsorgane.
⟨„Handbuch der inneren Medizin", 2. Auflage, herausgegeben von **G. v. Bergmann**-Frankfurt a. M. und **R. Staehelin**-Basel, Band 3.⟩ Bearbeitet von G. v. Bergmann, A. Gigon, G. Katsch, M. Lüdin, F. Seiler, J. Strasburger, F. Umber, F. Zschokke. Erster Teil: Mit 471 zum Teil farbigen Abbildungen. XII, 1052 Seiten. 1926.
Gebunden RM 75.—
Zweiter Teil: Mit 119 zum Teil farbigen Abbildungen. X, 724 Seiten. 1926.
Gebunden RM 48.—
Jeder Band des Handbuches ist einzeln käuflich, jedoch verpflichtet die Abnahme eines Teiles eines Bandes zum Kauf des ganzen Bandes.

Die Krankheiten des Magens und Darmes. Von Dr. Knud Faber,
ord. Professor an der Universität Kopenhagen. Aus dem Dänischen übersetzt von Professor Dr. H. Scholz-Königsberg i. Pr. ⟨Bildet Band 10 der Sammlung „Fachbücher für Ärzte"⟩, herausgegeben von der Schriftleitung der „Klinischen Wochenschrift".⟩ Mit 70 Abbildungen. V, 284 Seiten. 1924. Gebunden RM 15.—
Die Bezieher der „Klinischen Wochenschrift" erhalten die „Fachbücher" mit einem Nachlaß von 10%.

Der Darmverschluß und die sonstigen Wegstörungen des Darmes. Von Professor
Dr. **W. Braun,** Chirurgischer Direktor am Städtischen Krankenhause im Friedrichshain Berlin, und Dr. **W. Wortmann,** ehemaliger Oberarzt am Städtischen Krankenhause im Friedrichshain Berlin. Unter Mitarbeit von Dr. N. Brasch, Oberarzt am Städtischen Krankenhause im Friedrichshain Berlin. Mit 315 Abbildungen. XIV, 717 Seiten. 1924.
RM 60.—; gebunden RM 62.—

Zwei Vorlesungen über das Magen- und Duodenalgeschwür.
Ein Bericht auf Grund zehnjähriger Erfahrung. Von **Sir Berkeley Moynihan**-Leeds. Übersetzt von P. Clairmont und Ch. A. Huyssen in Zürich. Mit 4 Abbildungen. VI, 40 Seiten. 1925. RM 2.70